두뇌청춘 가요필사
-인기 트로트

365일 두뇌 건강을 위한 활동

목차

PART I

1. 날짜 시간 덧셈 곱셈·가사 따라쓰기·노래 속 궁금증..7
   동백아가씨… 이미자 / 장사익

2. 날짜 시간 덧셈 곱셈· 가사 따라쓰기·숨은 글자 찾기..11
   당신… 김정수 / 임영웅

3. 날짜 시간 덧셈 곱셈·가사 따라쓰기·노래 속 궁금증..15
   고향역… 나훈아 / 임영웅

4. 날짜 시간 덧셈 곱셈·가사 따라쓰기·꼬불꼬불 미로 찾기..19
   내 나이가 어때서… 오승근 / 장민호

5. 날짜 시간 덧셈 곱셈·가사 따라쓰기·노래 속 궁금증..23
   이별… 패티김 / 김기태

6. 날짜 시간 덧셈 곱셈·가사 따라쓰기·지난주 스케줄..27
   밀양아리랑… 국립남도국악원 / 김연자, 남상일

PART II

7. 날짜 시간 덧셈 곱셈·가사 따라쓰기·노래 속 궁금증...35
   돌아와요 부산항에… 조용필/임영웅

8. 날짜 시간 덧셈 곱셈·가사 따라쓰기·숨은 글자 찾기...39
   일편단심 민들레야… 조용필/임영웅

9. 날짜 시간 덧셈 곱셈·가사 따라쓰기·그대로 따라 그리기...43
   임과 함께… 남진/에녹

10. 날짜 시간 덧셈 곱셈·가사 따라쓰기·숫자따라 길찾기...47
    백세인생… 이애란/김성환

11. 날짜 시간 덧셈 곱셈·가사 따라쓰기·노래 속 궁금증...51
    제3한강교… 혜은이/나태주

12. 날짜 시간 덧셈 곱셈·가사 따라쓰기·노래 속 궁금증...55
    진도아리랑… 국립국악원/오정해

날짜 시간 덧셈 곱셈 활동 방법

이 활동은 매번 활동을 시작할 때 5분에서 10분 정도 진행하는 좌뇌 운동입니다.
다음 방법으로 활동을 하세요.

1단계 연산

1. 가운데 표 첫째 줄에 연도를 쓰고, 둘째 줄에 날짜, 셋째 줄에 현재 시각을 쓰세요.
   이때 날짜와 시각이 한 자리 숫자면 0을 넣어 두 자리로 쓰세요.
   (예: 6월 1일인 경우 때 0601, 오후 2시 5분인 경우 1405)

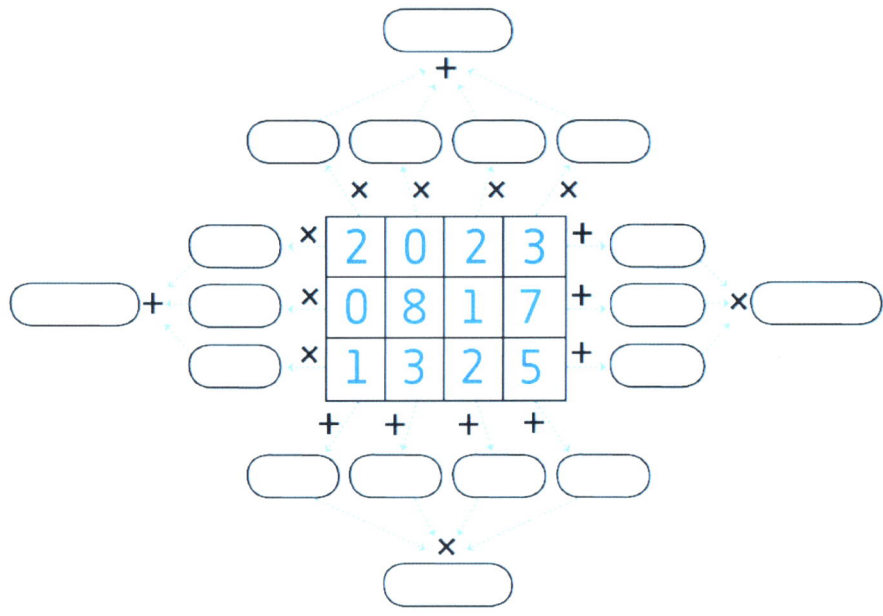

2. 각각의 가로줄의 4개 숫자를 더하여 오른쪽에 쓰고, 곱하여 왼쪽에 쓰세요.
   곱셈할 때 0은 1로 변경하여 곱하세요.

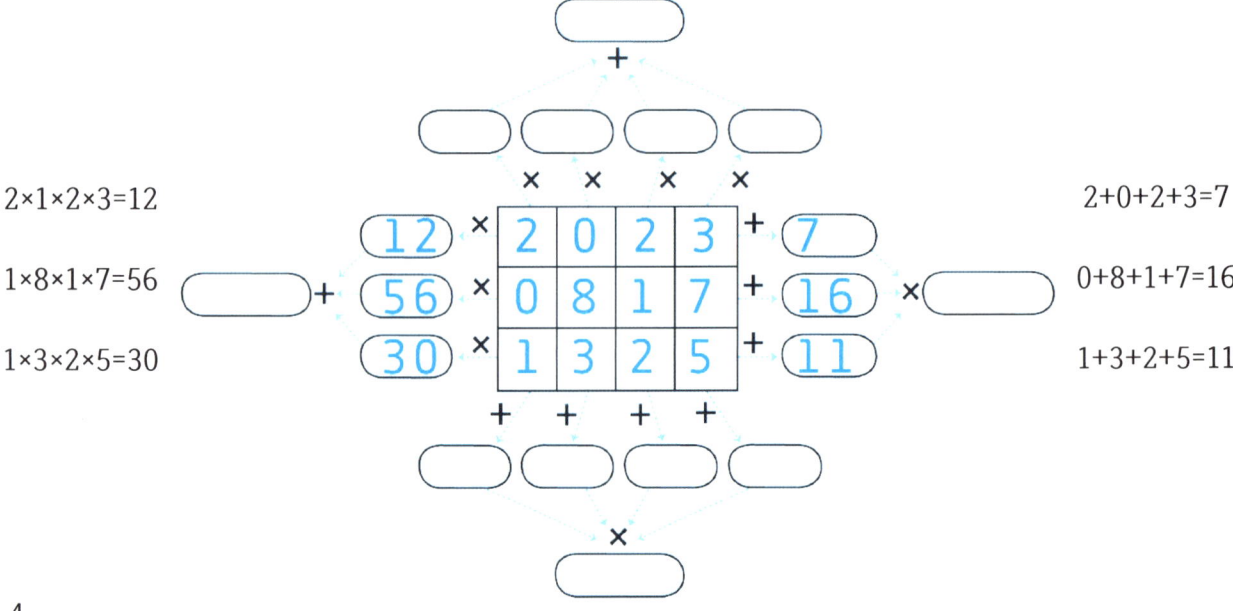

3. 각각의 세로줄의 3개 숫자를 더하여 아래쪽에 쓰고, 곱하여 위쪽에 쓰세요.
   곱셈할 때 0은 1로 변경하여 곱하세요.

2×1×1=2   1×8×3=24   2×1×2=4   3×7×5=105

2+0+1=3   0+8+3=11   2+1+2=5   3+7+5=15

2단계 연산

시간이 없거나 2단계 연산이 어렵게 느껴지면 1단계 연산까지만 하세요.
2단계 연산은 1단계 연산의 결과값으로 계산합니다. 오른쪽 3개 숫자를 곱해서 맨 오른쪽 빈칸에, 왼쪽 3개 숫자를 더해서 맨 왼쪽 빈칸에 쓰세요. 아래의 4개 숫자를 곱해서 맨 아래 빈 칸에, 위의 4개 숫자를 더해서 맨 위쪽 빈 칸에 쓰세요.

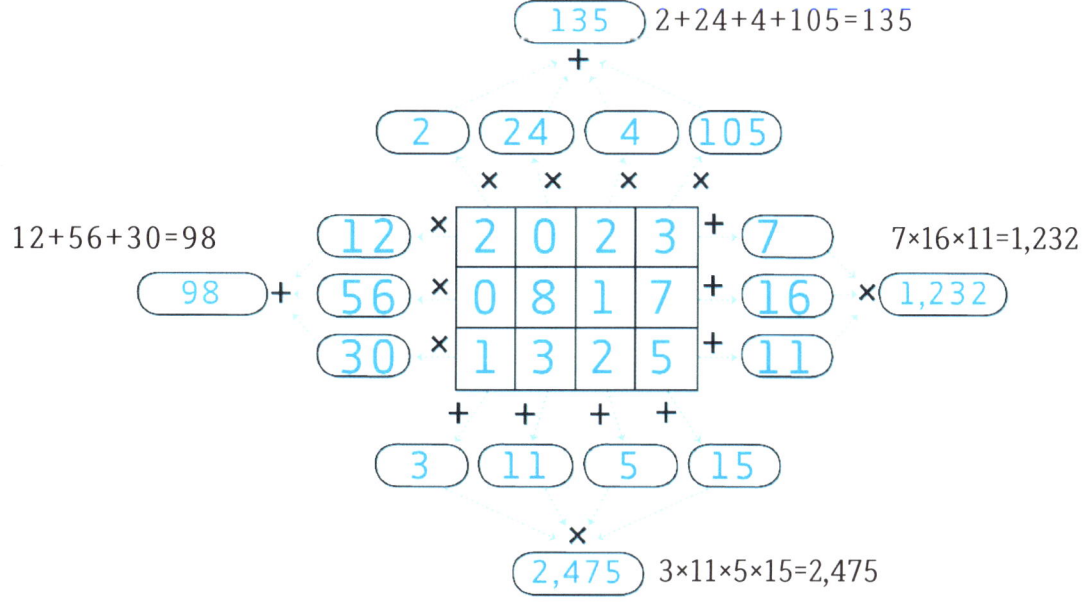

12+56+30=98   7×16×11=1,232

3×11×5×15=2,475

2+24+4+105=135

동백아가씨 / 이미자

당신 / 김정수

고향역 / 나훈아

내 나이가 어때서 / 오승근

이별 / 패티김

밀양아리랑 / 민요

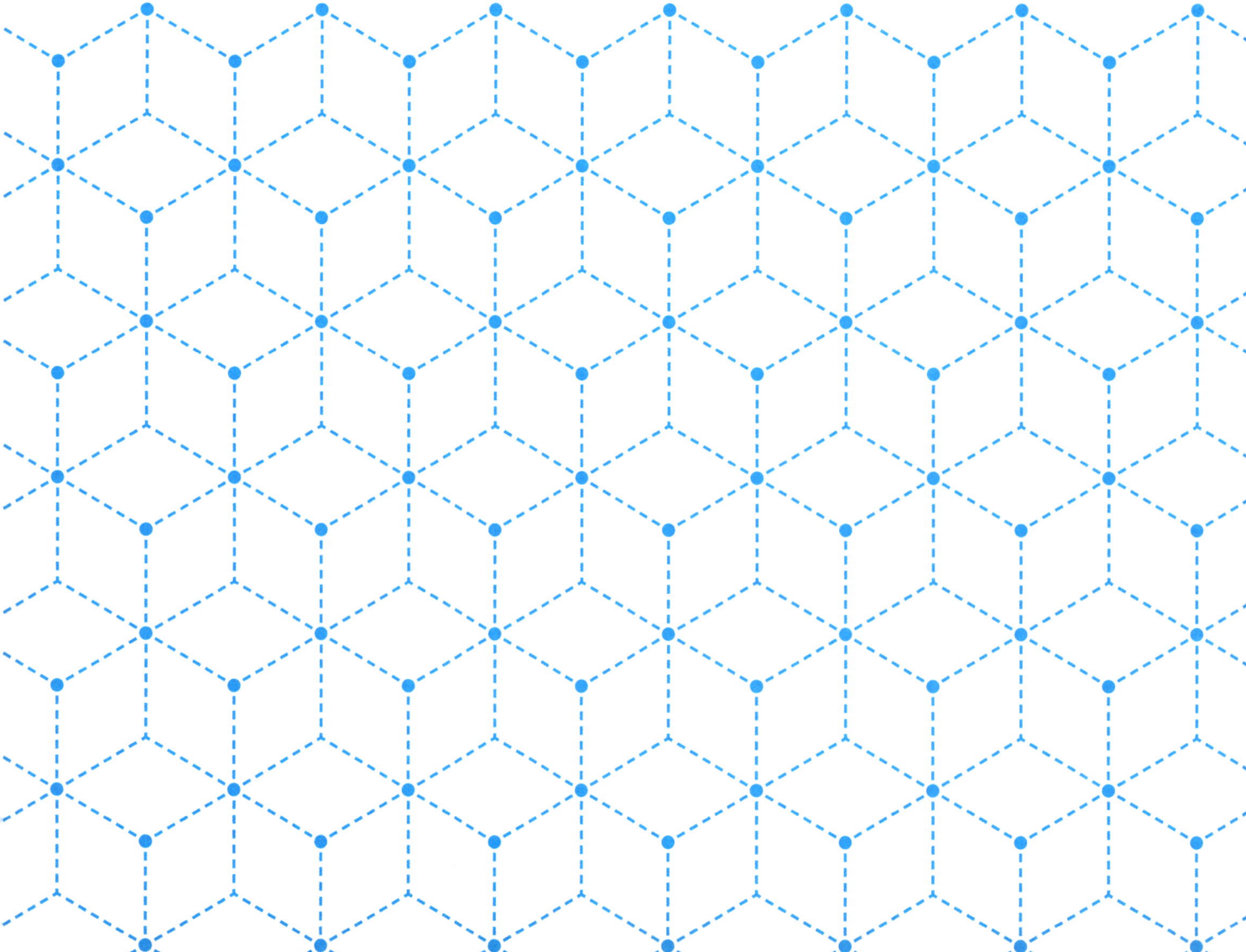

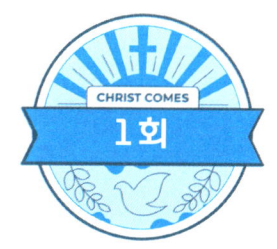

날짜시간 덧셈곱셈

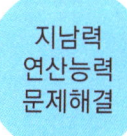

_____년 _____월 _____일

현재 날짜와 시각을 사용하여 '날짜 시간 덧셈 곱셈' 활동을 하세요.
계산한 뒤, 계산기로 정답을 확인하세요.

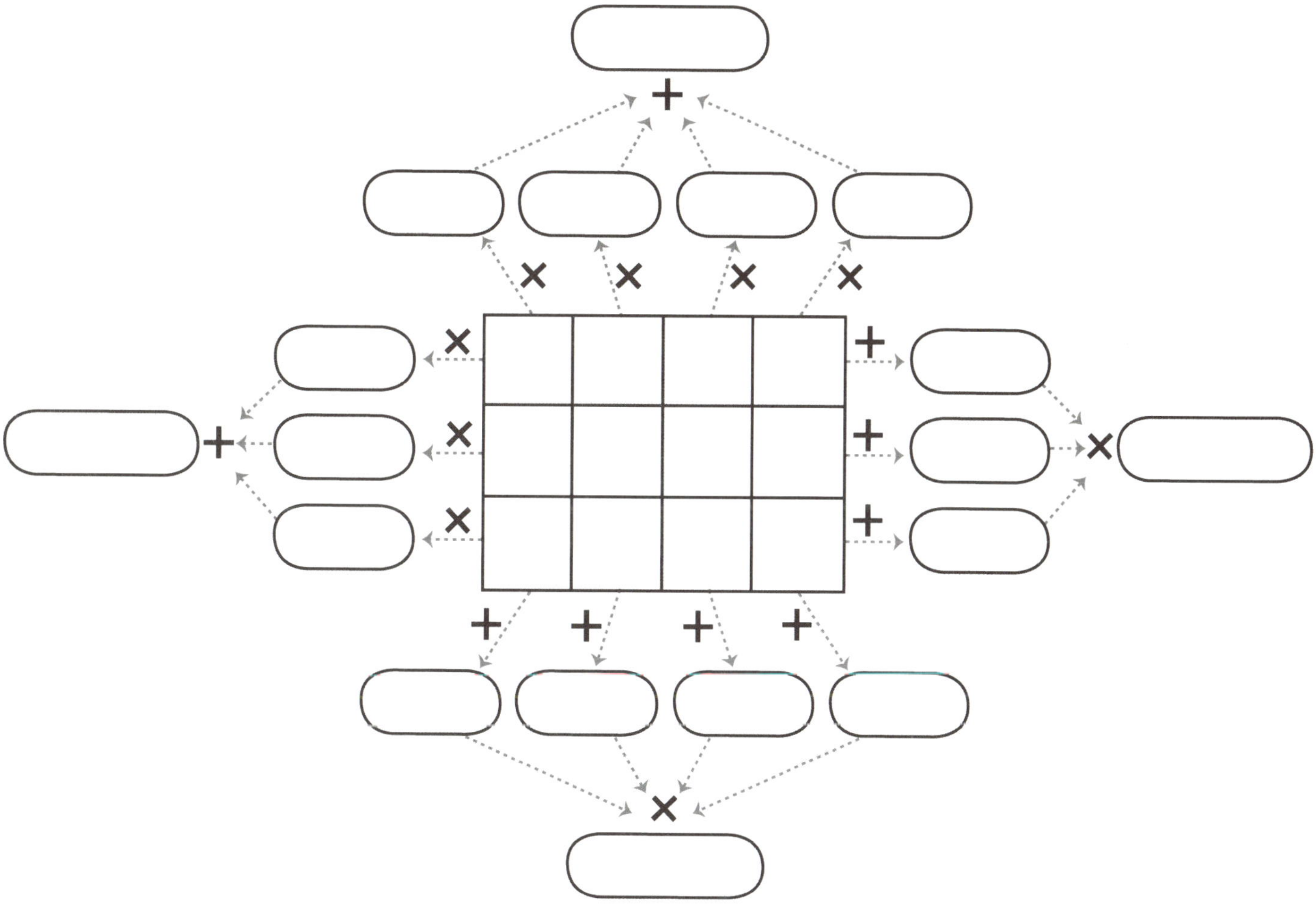

* 날짜시간 덧셈곱셈 활동방법은 4페이지에 잘 정리되어 있습니다.

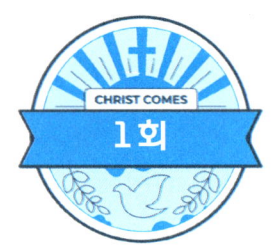

가사 따라쓰기

동백아가씨 / 이미자

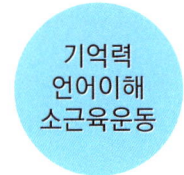

다음의 노래가사를 천천히 읽고, 가사를 따라 써 보세요.

| 헤일 수 없이 수많은 밤을 / 내 가슴 도려내는 아픔에 겨워 / 얼마나 울었던가 동백아가씨 / 그리움에 지쳐서 울다 지쳐서 / 꽃잎은 빨갛게 멍이 들었소 동백꽃 잎에 새겨진 사연 / 말 못할 그 사연을 가슴에 안고 / 오늘도 기다리는 동백아가씨 / 가신 님은 그 언제 그 어느 날에 / 외로운 동백꽃 찾아오려나 |

◎ 좋아하는 꽃 이름 3개 이상 적어보세요.

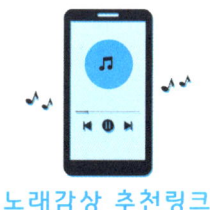  

노래감상 추천링크　　동백아가씨 이미자　　동백아가씨 장사익

◎ 노래가사를 부르면서 다시 한번 적어보세요.

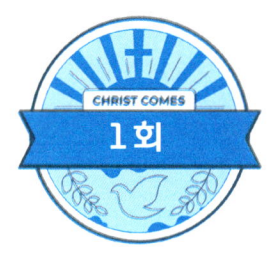

CHRIST COMES
1회

노래 속 궁금증

기억력
정서안정
소근육운동

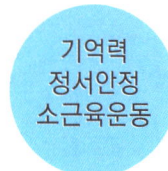

1. 다음 중에서 이미자 노래에 밑줄 그으세요. 이미자 노래가 아니면 부른 가수 이름을 말해 보세요.

흑산도 아가씨, 고향역, 섬처녀, 한번 준 마음인데, 아씨, 둥지, 두견새 우는 사연, 가슴아프게, 기러기 아빠, 모정, 서울의 찬가, 그 겨울의 찻집, 열아홉 순정, 임과 함께

2. 다음의 동백꽃을 예쁘게 색칠하고, 이 동백꽃을 주고 싶은 사람 이름과 이유를 적어보세요.

사람 이름과 이유:

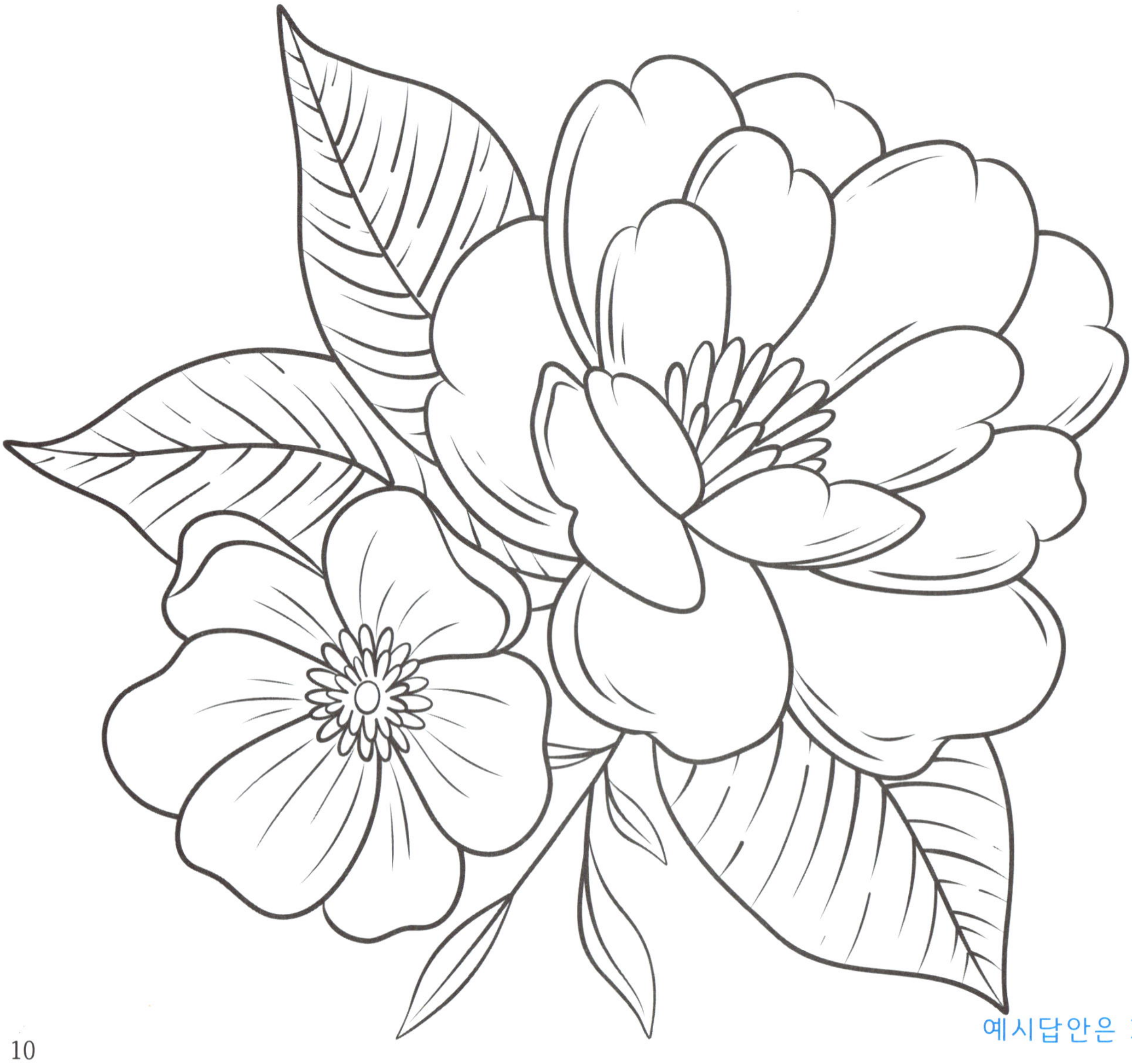

예시답안은 31페이지

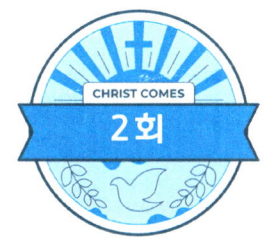

날짜시간 덧셈곱셈

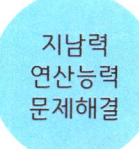

　　　　　　　　　년　　월　　일

현재 날짜와 시각을 사용하여 '날짜 시간 덧셈 곱셈' 활동을 하세요.
계산한 뒤, 계산기로 정답을 확인하세요.

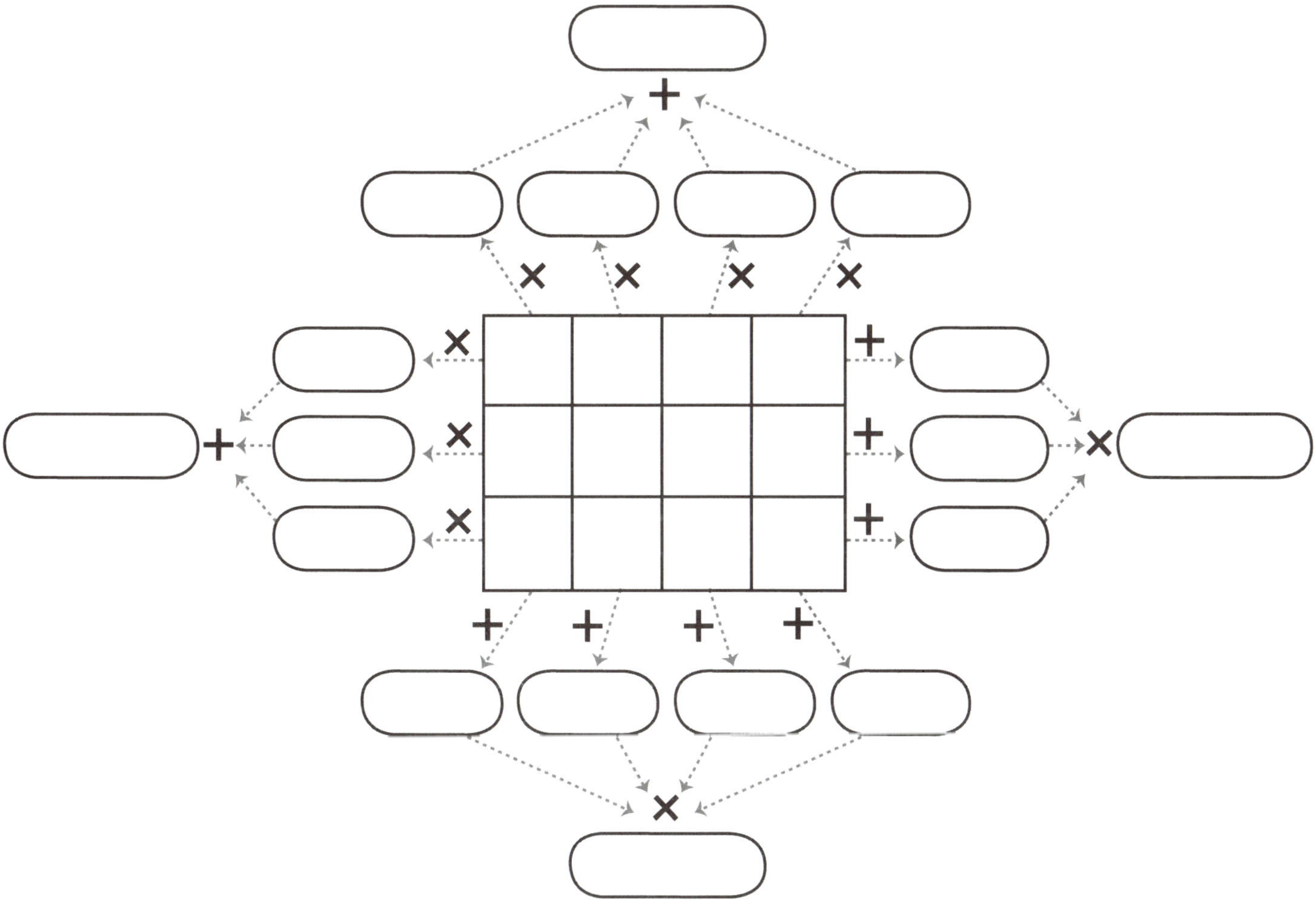

* 날짜시간 덧셈곱셈 활동방법은 4페이지에 잘 정리되어 있습니다.

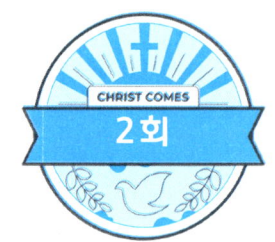

가사 따라쓰기

당신 / 김정수

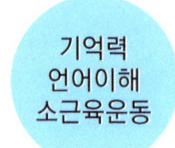

다음의 노래가사를 천천히 읽고, 가사를 따라 써 보세요.

	내	품에	안기어	곤히	잠
든	그대여	/ 어느덧	그대	눈
가에도	주름이	졌네	/ 내	가
슴에	못혀	꿈을	꾸는	그대
여	/ 야위어진	그댈	바라보니
눈물이	솟네	/ 고왔던	여자의
순정을	이	못난	내게	바쳐
두고	/ 한	마디	원망도	않은
채	긴	세월을	보냈지	/ 난
맹세하리라	/ 고생많은	당신께
/ 이	생명	다하는	날까지
	그대를	사랑하리		
	고왔던	여자의	순정을	이
못난	내게	바쳐두고	/ 한	마디

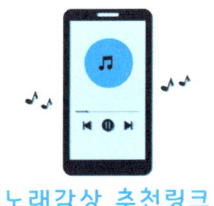 노래감상 추천링크  당신 김정수  당신 임영웅

원	망	도	않	은	채	긴	세	월	을
보	냈	지	난	맹	세	하	리	라	고생
많	은	당	신	께	이	생	명	다	하
는	날	까	지	그	대	를	사	랑	하리

◎ 노래 가사를 큰 소리로 읽으면서 모음에 'ㅔ'가 들어간 글자를 동그라미 표시하고, 동그라미 개수를 세어 적어보세요.

동그라미 (　　)개

◎ 표시한 동그라미 중에서 3개씩 선으로 이어 삼각형을 최대한 많이 만들어보세요. 그리고 만든 삼각형 개수를 세어 적어보세요.

삼각형 (　　)개

이 활동은 활동하는 사람에 따라 다른 답안이 나옵니다.

1. 사자성어 초성 게임입니다. 다음의 뜻과 초성에 맞는 사자성어를 한글로 적어보세요.

> 힌트: 衆口難防, 寤寐不忘, 愛及屋烏, 愛之重之, 屋烏之愛

ㅇ ㅈ ㅈ ㅈ : 매우 사랑하고 소중히 여김.
_____

ㅇ ㅁ ㅂ ㅁ : 사랑하는 사람을 그리워하여 자나깨나 잊지 못함.
_____

예시답안은 31페이지

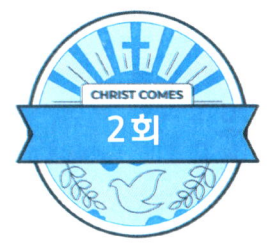

숨은 글자 찾기

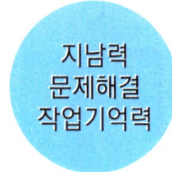

1. 단어 퍼즐판에서 가로, 세로, 대각선으로 <보기> 단어들을 찾아보세요.

<보기>
사과, 락스, 한라봉, 모눈종이, 벼루, 가수, 함박눈,
참새, 세수대야, 청포도, 종달새, 거미줄, 대나무, 무화과

사	가	씨	다	누	사	버	자
한	과	벼	락	수	청	포	도
라	면	루	스	키	장	나	하
봉	나	화	모	세	중	무	간
마	함	박	눈	시	수	가	수
거	미	줄	종	차	호	대	출
참	리	달	이	구	나	기	야
투	새	기	술	무	화	과	기

2. 최근 만나서 즐거웠던 사람 세 명의 이름을 적어보세요.

예시답안은 31페이지

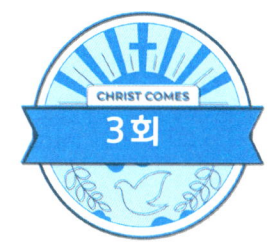

날짜시간 덧셈곱셈

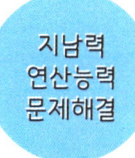

_____ 년   월   일

현재 날짜와 시각을 사용하여 '날짜 시간 덧셈 곱셈' 활동을 하세요.
계산한 뒤, 계산기로 정답을 확인하세요.

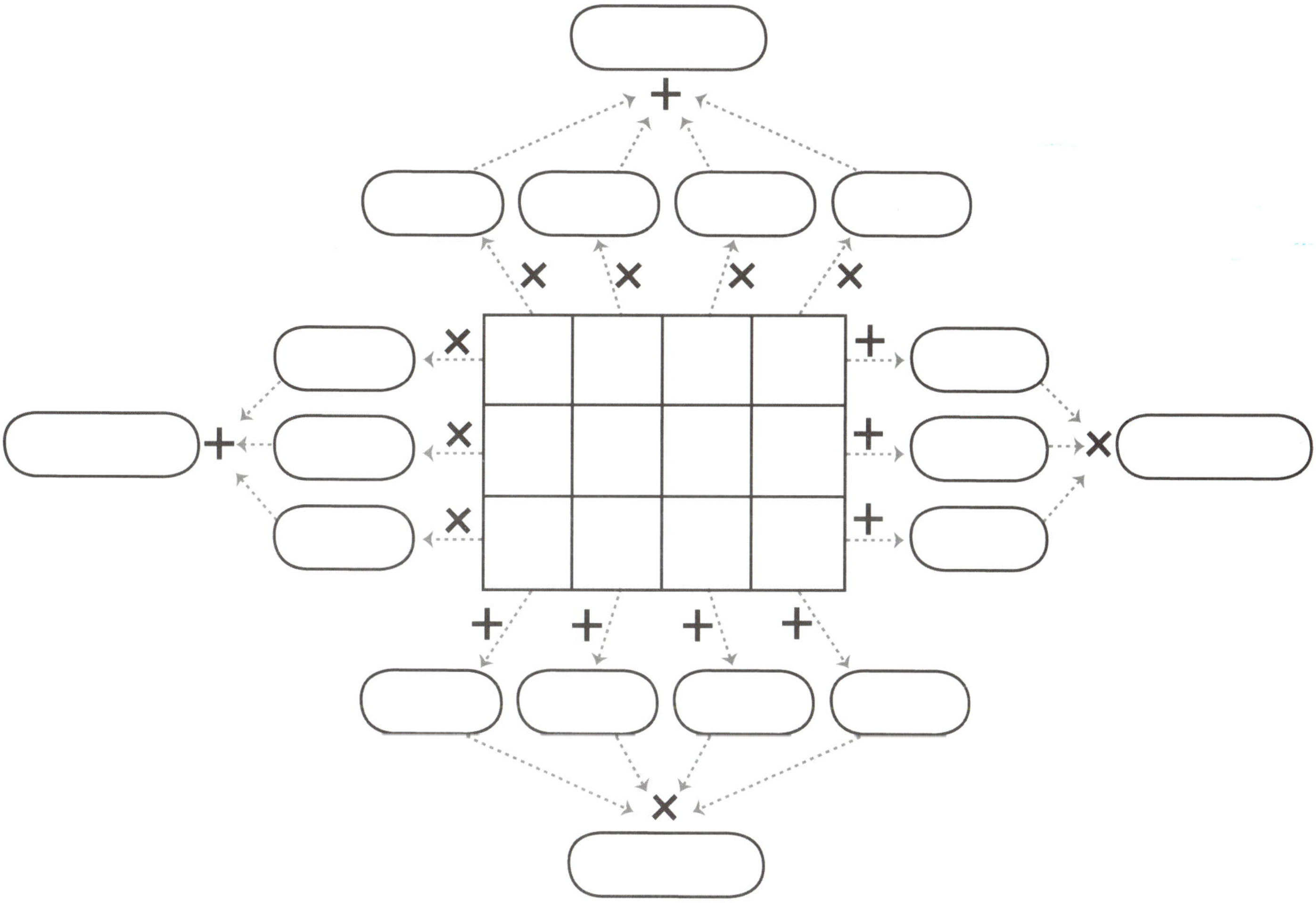

* 날짜시간 덧셈곱셈 활동방법은 4페이지에 잘 정리되어 있습니다.

가사 따라쓰기

고향역 / 나훈아

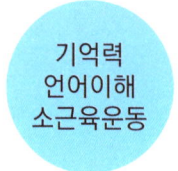

다음의 노래가사를 천천히 읽고, 가사를 따라 써 보세요.

	코	스	모	스		피	어	있	는		정	든
고	향	역	/	이	뿐	이		곱	분	이		모	두
나	와		반	겨		주	겠	지	/	달	려	라
고	향	열	차		설	레	는		가	슴		안	고
/	눈	감	아	도		떠	오	르	는		그	리	운
나	의		고	향	역
	코	스	모	스		반	겨	주	는		정	든
고	향	역	/	다	정	히		손	잡	고		고	개
마	루		넘	어	서		갈		때	/	흰	머	리
날	리	면	서		달	려	온		어	머	님	을	/
얼	싸	안	고		바	라	보	았	네		멀	어	진
나	의		고	향	역

◎ 고향의 지역 이름과 고향 친구 이름을 2개 이상 적어보세요.

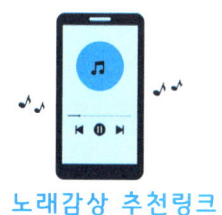  

노래감상 추천링크　　고향역 나훈아　　고향역 임영웅

◎ 노래가사를 부르면서 다시 한번 적어보세요.

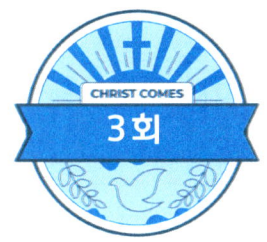

노래 속 궁금증

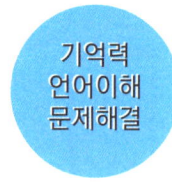

1. 노래가사 속 고향역에서 반겨줄 사람 3명을 찾아 적어보세요.

_____

2. 가을 꽃만 밑줄 치세요.

산수유, 개나리, 쑥부쟁이, 구절초, 유채, 벚꽃,
코스모스, 매화, 백일홍, 목련, 진달래, 국화,

3. 숫자를 이어 그림을 완성하세요.

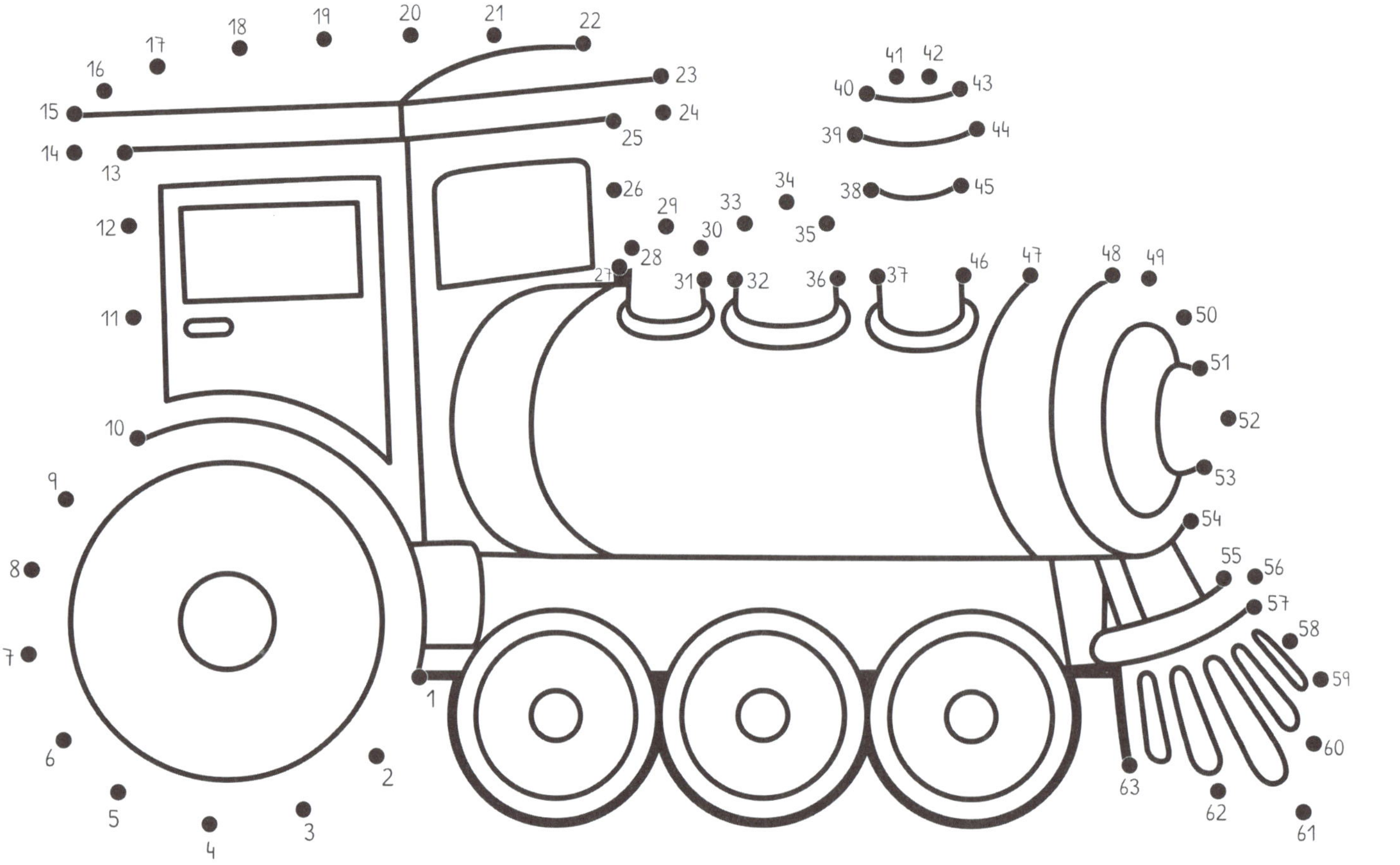

예시답안은 31페이지

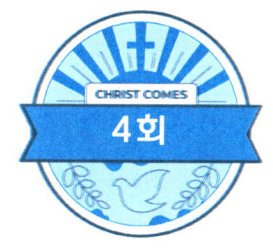

4회

날짜시간 덧셈곱셈

지남력
연산능력
문제해결

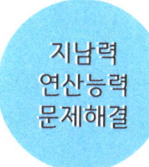

년 월 일

현재 날짜와 시각을 사용하여 '날짜 시간 덧셈 곱셈' 활동을 하세요.
계산한 뒤, 계산기로 정답을 확인하세요.

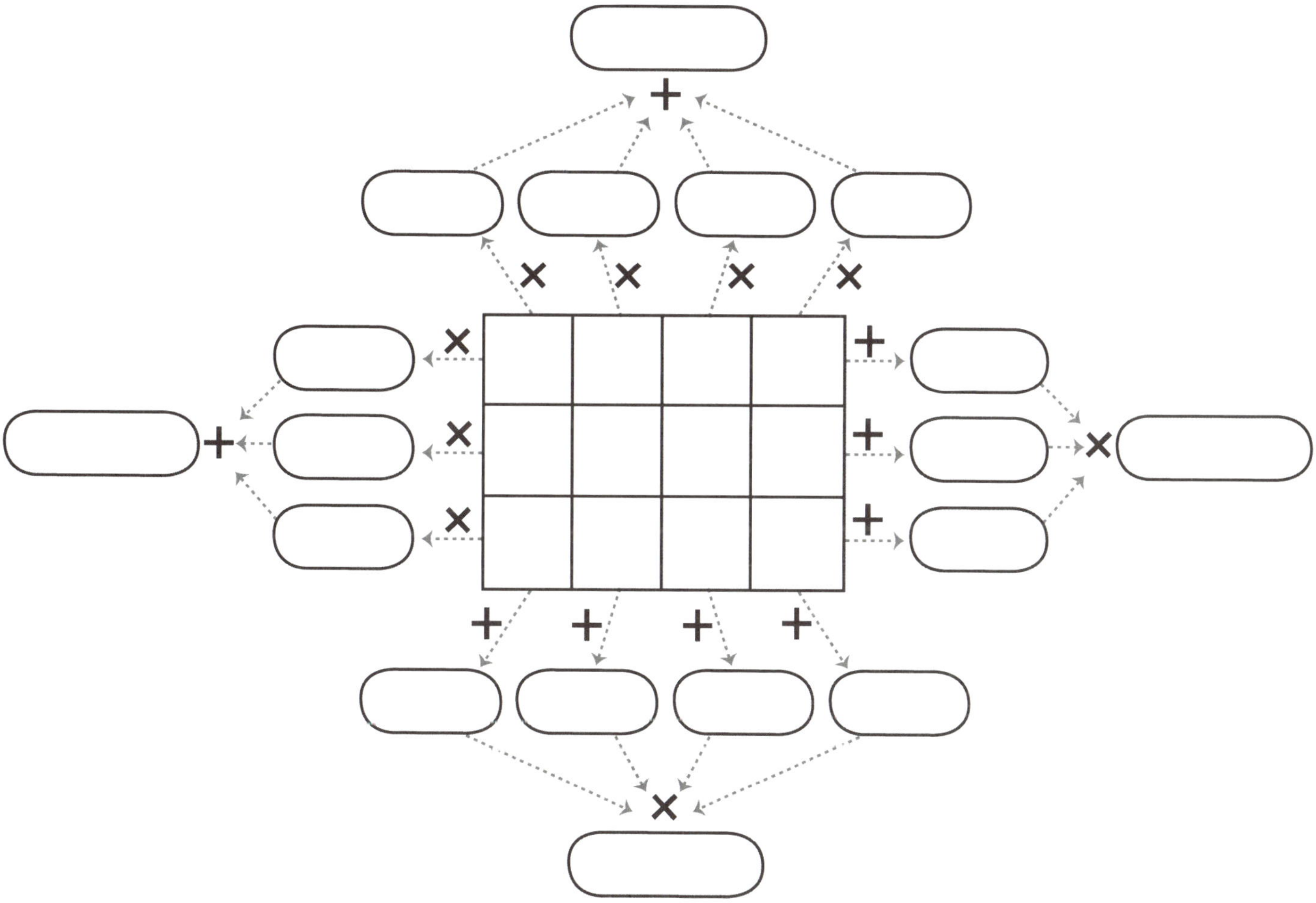

* 날짜시간 덧셈곱셈 활동방법은 4페이지에 잘 정리되어 있습니다.

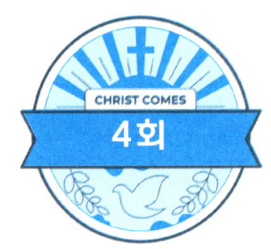

가사 따라쓰기
내 나이가 어때서 / 오승근

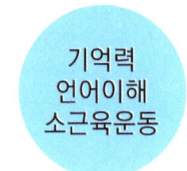

다음의 노래가사를 천천히 읽고, 가사를 따라 써 보세요.

	야	야	야		내		나	이	가		어	때	서
사	랑	에		나	이	가		있	나	요	/	마	음
은		하	나	요		느	낌	도		하	나	요	/
그	대	만	이		정	말		내		사	랑	인	데
/	눈	물	이		나	네	요		내		나	이	가
어	때	서	/	사	랑	하	기		딱		좋	은	
나	인	데	/	어	느		날		우	연	히		거
울		속	에		비	춰	진	/	내		모	습	을
바	라	보	면	서	/	세	월	아		비	켜	라	
내		나	이	가		어	때	서	/	사	랑	하	기
딱		좋	은		나	인	데						
	야	야	야		내		나	이	가		어	때	서
사	랑	에		나	이	가		있	나	요	/	마	음
은		하	나	요		느	낌	도		하	나	요	/

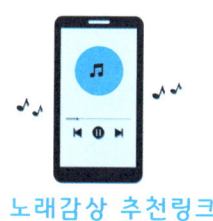
노래감상 추천링크

내 나이가 어때서
오승근

내 나이가 어때서
장민호

그	대	만	이	정	말	내	사	랑	인	데
/	눈	물	이	나	네	요	내	나	이	가
어	때	서	/	사	랑	하	기	딱	좋	은
나	인	데	/	어	느	날	우	연	히	거
울	속	에	비	춰	진	/	내	모	습	을
바	라	보	면	서	세	월	아	비	켜	라	/
내	나	이	가	어	때	서	/	사	랑	하	기
딱	좋	은	나	인	데	/	사	랑	하	기
딱	좋	은	나	인	데

◎ 노래 가사를 큰 소리로 읽으면서 글자 '나'에 동그라미 표시하고, 동그라미 개수를 세어 적어보세요.

동그라미 (   )개

◎ 표시한 동그라미 중에서 3개씩 이어 삼각형을 최대한 많이 만들고, 만든 삼각형 개수를 세어 적어보세요.

삼각형 (   )개

이 활동은 활동하는 사람에 따라 다른 답안이 나옵니다.

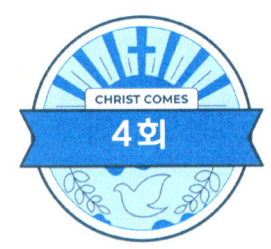

꼬불꼬불 미로찾기

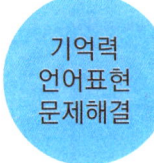

1. 큐피드가 쏜 화살이 하트를 맞추도록 길찾기를 해보세요.

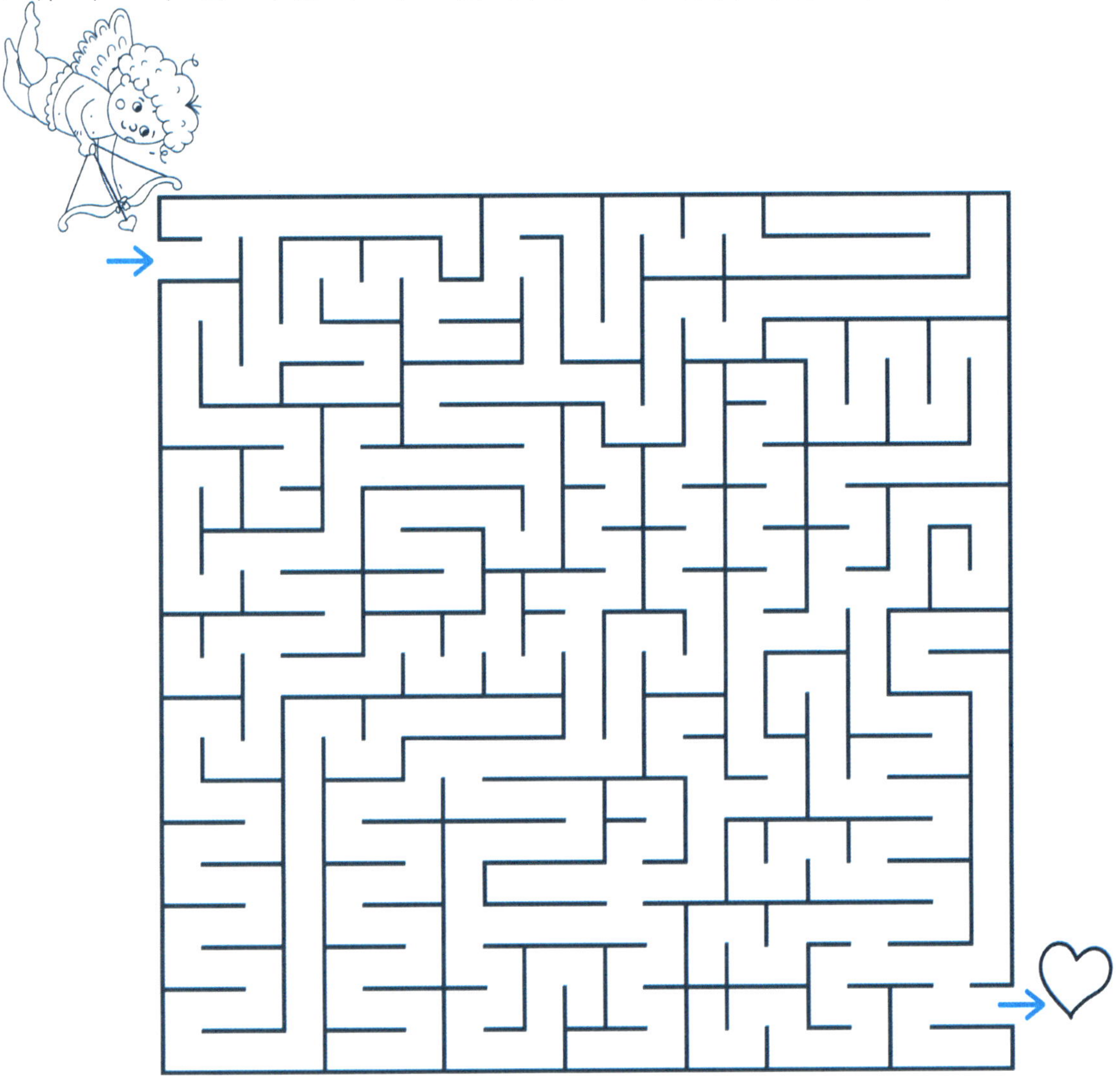

2. 좋아하는 사람 이름을 적고, 각각의 이름 글자로 시작하는 삼행시를 지어보세요.

   (삼행시 예시: 양-양심이 있는 사람입니다. 은-은근히 욕심도 있습니다.
              미-미안한 일은 안하고 살려고 합니다.)

예시답안은 32페이지

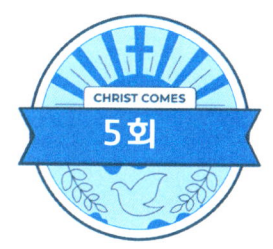

CHRIST COMES
5회

날짜시간 덧셈곱셈

지남력
연산능력
문제해결

년 월 일

현재 날짜와 시각을 사용하여 '날짜 시간 덧셈 곱셈' 활동을 하세요.
계산한 뒤, 계산기로 정답을 확인하세요.

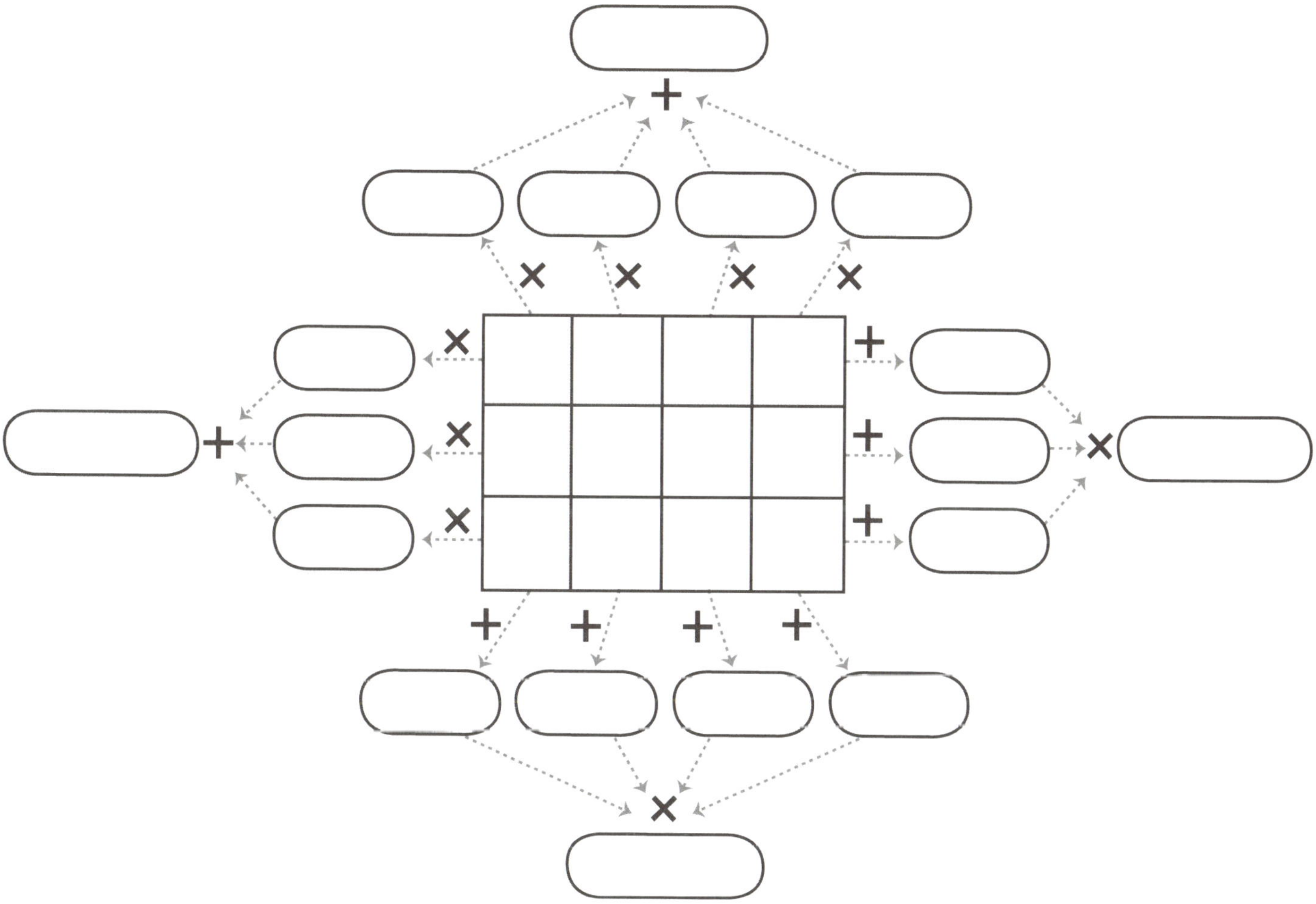

* 날짜시간 덧셈곱셈 활동방법은 4페이지에 잘 정리되어 있습니다.

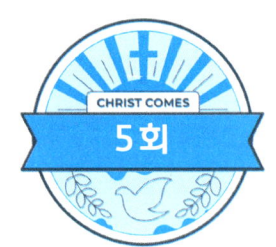
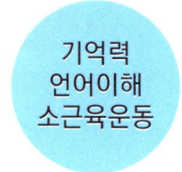

가사 따라쓰기
이별 / 패티김

다음의 노래가사를 천천히 읽고, 가사를 따라 써 보세요.

	어	쩌	다		생	각	이		나	겠	지	/	냉
정	한		사	람	이	지	만	/	그	렇	게		사
랑	했	던		기	억	을	/	잊	을		수		는
없	을	거	야	/	때	로	는		보	고	파		지
겠	지	/	둥	근		달	을		쳐	다	보	면	은
/	그	날		밤		그		언	약	을		생	각
하	면	서	/	지	난		날	을		후	회	할	거
야	/	산	을		넘	고		멀	리	멀	리		헤
어	졌	건	만	/	바	다		건	너		두		마
음	은		멀	어	졌	지	만						
	어	쩌	다		생	각	이		나	겠	지	/	냉
정	한		사	람	이	지	만	/	그	렇	게		사
랑	했	던		기	억	을	/	잊	을		수		는
없	을	거	야	/	산	을		넘	고		멀	리	멀

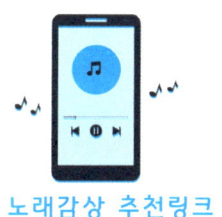
노래감상 추천링크

이별
패티김

이별
김기태

리		헤	어	졌	건	만	/	바	다		건	너	
두		마	음	은		떨	어	졌	지	만	/	어	쩌
다		생	각	이		나	겠	지		냉	정	한	
사	람	이	지	만	/	그	렇	게		사	랑	했	던
기	억	을		잊	을		수	는		없	을	거	야
/	잊	을		수	는		없	을	거	야	/	잊	을
수	는		없	을	거	야							

◎ 처음 주어진 단어의 마지막 글자로 시작하는 단어를 사용하여 끝말잇기 해 보세요.

<보기>

잉어 → 어부 → 부자 → 자동차 → 차양 → 양장피

기억 → (   ) → (   ) → (   )

바다 → (   ) → (   ) → (   )

마음 → (   ) → (   ) → (   )

이 활동은 활동하는 사람에 따라 다른 답안이 나옵니다.

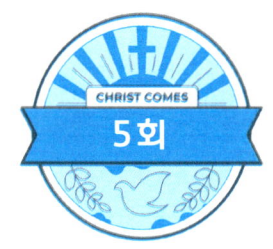

노래 속 궁금증

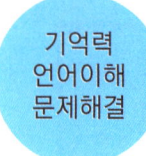

1. 패티킴의 노래를 찾아 밑줄 그으세요. 패키김 노래가 아니면 부른 가수 이름을 말해 보세요.

   > 흑산도 아가씨, 하와이 연정, 한번 준 마음인데, 초우,
   > 그대 없이는 못 살아, 가슴아프게, 가시나무새, 새벽비,
   > 서울의 찬가, 댄서의 순정, 창밖의 여자, 못 잊어

2. 노래와 부른 가수 이름을 이어보세요.

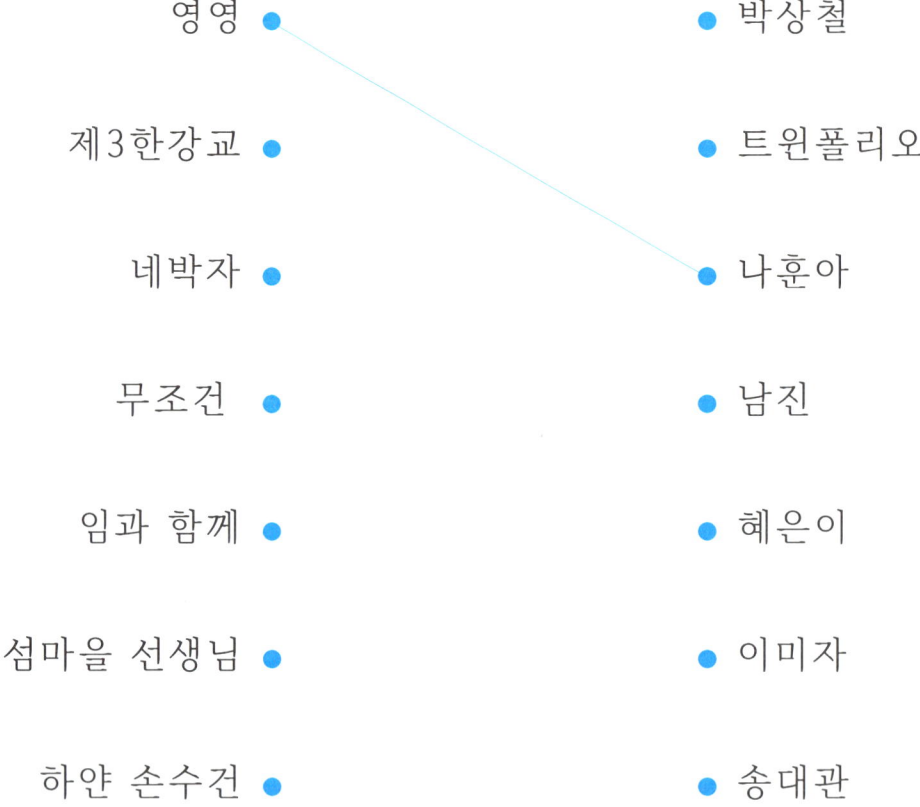

3. '이별' 가사 속 주인공이 언약을 언제 했을까요?
   ① 아침   ② 낮   ③ 정오   ④ 밤

4. '이별' 가사 속에서 단어 '생각'이 몇번 나오나요?

   (   )번

예시답안은 32페이지

날짜시간 덧셈곱셈

지남력
연산능력
문제해결

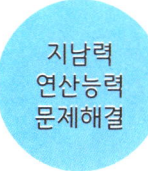

년 월 일

현재 날짜와 시각을 사용하여 '날짜 시간 덧셈 곱셈' 활동을 하세요.
계산한 뒤, 계산기로 정답을 확인하세요.

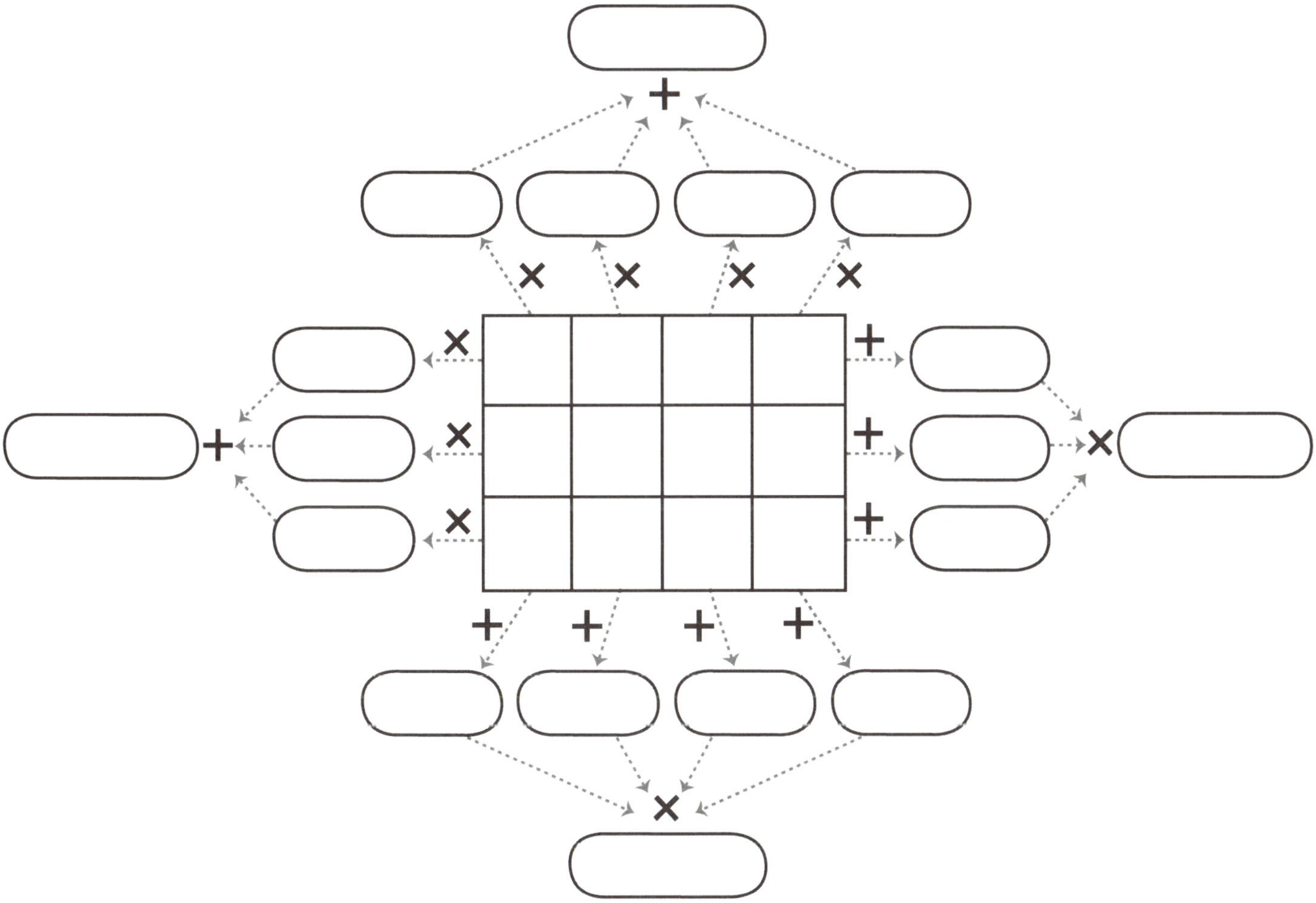

* 날짜시간 덧셈곱셈 활동방법은 4페이지에 잘 정리되어 있습니다.

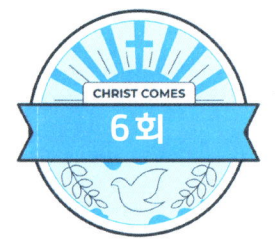

가사 따라쓰기

밀양아리랑 / 민요

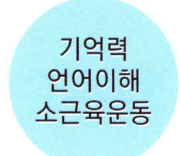

기억력
언어이해
소근육운동

다음의 노래가사를 천천히 읽고, 가사를 따라 써 보세요.

	날	좀	보	소	날	좀	보	소
날	좀	보	소 / 동	지	섣	달	꽃
본	듯	이	날	좀	보	소 / 아	리
아	리	랑	쓰	리	쓰	리	랑 / 아	라	리	가
났	네 / 아	리	랑	고	개	로	넘	어	간
다
	정	든	임	이	오	셨	는	데	인	사
를	못	해 / 행	주	치	마	입	에
물	고	입	만	방	긋 / 아	리	아	리	랑
쓰	리	쓰	리	랑 / 아	라	리	가	났	네 /
아	리	랑	고	개	로	넘	어	간	다

1. 밀양은 어느 지역에 속한 도시일까요?

　① 제주도　　② 경상남도　　③ 경상북도　　④ 경기도

예시답안은 33페이지

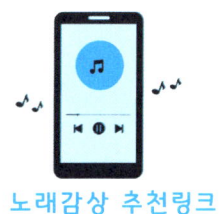 노래감상 추천링크  밀양아리랑 국립남도국악원  밀양아리랑 김연자/남상일

◎ 노래가사를 부르면서 다시 한번 적어보세요.

노래 속 궁금증

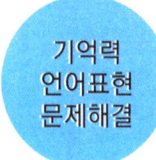

1. 머리를 식혀가는 넌센스 퀴즈입니다.
   힌트: 소리 나는 대로 가사를 따라가 보세요.

   아리랑과 쓰리랑의 엄마는 누구일까요? _____

2. 다음 중에서 겨울에 피지 않는 꽃은 무엇일까요?

   ① 동백꽃   ② 매화꽃   ③ 개나리   ④ 설련화

3. 노래가사에서 계절을 나타내는 단어를 찾아서 적어보세요.

   _____

4. 우리나라 절기와 계절을 연결해 보세요.

   입춘 ●————————————● 봄

   하지 ●

   　　　　　　　　　　　● 여름

   백로 ●

   동지 ●　　　　　　　　● 가을

   소서 ●

   　　　　　　　　　　　● 겨울

   경칩 ●

예시답안은 33페이지

활동 예시 답안

1회

1번 예시답안(10 페이지)

> 흑산도 아가씨, 고향역, 섬처녀, 한번 준 마음인데, 아씨, 둥지, 두견새 우는 사연, 가슴아프게, 기러기 아빠, 모정, 서울의 찬가, 그 겨울의 찻집, 열아홉 순정, 임과 함께

고향역: 나훈아
가슴아프게: 남진
그 겨울의 찻집: 조용필
둥지: 남진
서울의 찬가: 패키김
임과 함께: 남진

2회

1번 예시답안(13페이지)
  애지중지, 오매불망

1번 예시답안 (14페이지)

사	가	씨	다	누	사	버	자
한	과	벼	락	수	청	포	도
라	면	루	스	키	장	나	하
봉	나	화	모	세	종	무	간
마	함	백	눈	시	수	가	수
거	미	줄	종	차	호	대	축
참	리	달	이	구	나	기	아
투	새	기	술	무	화	과	기

3회

1번 예시답안(18페이지)
  이쁜이, 곱분이, 어머님

2번 예시답안(18페이지)

> 산수유, 개나리, 쑥부쟁이, 구절초, 유채, 벚꽃, 코스모스, 매화, 백일홍, 목련, 진달래, 국화,

3번 예시답안(18페이지)

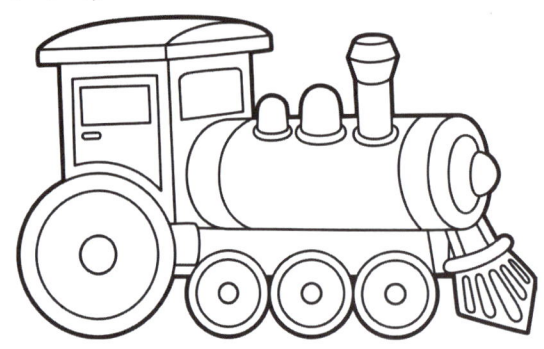

4회

1번 예시답안(22페이지)

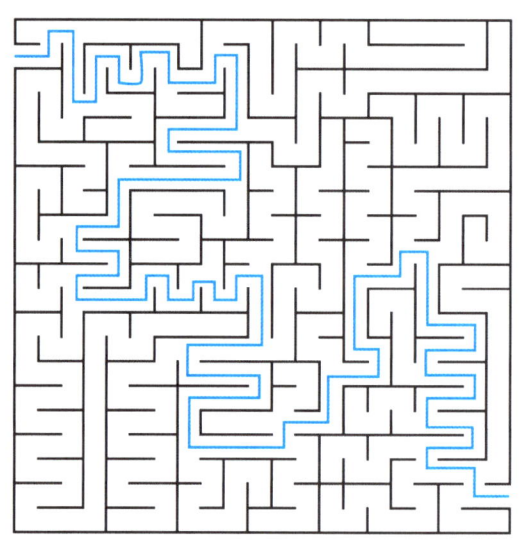

5회

1번 예시답안(26페이지)

> 흑산도 아가씨, 하와이 연정, 한번 준 마음인데, 초우,
> 그대 없이는 못 살아, 가슴아프게, 가시나무 새, 새벽비,
> 서울의 찬가, 댄서의 순정, 창밖의 여자, 못 잊어

흑산도 아가씨: 이미자   한번 준 마음인데: 이미자
가슴아프게: 남진   새벽비: 혜은이
창밖의 여자: 조용필

2번 예시답안(26페이지)

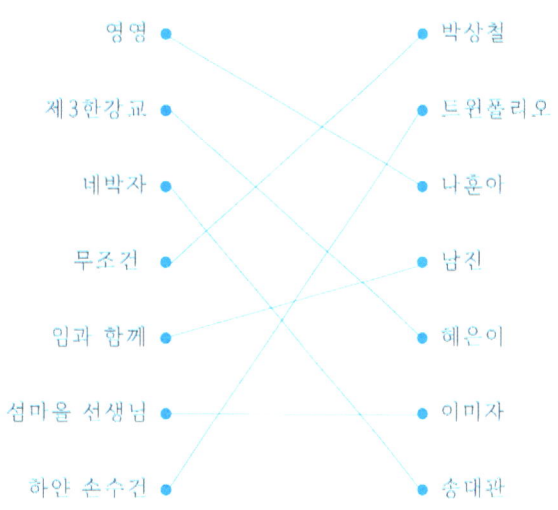

3번 예시답안(26페이지)

④번

4번 예시답안(26페이지)

4

6회

1번 예시답안(28페이지)

②번 경상남도

1번 예시답안(30페이지)

아라리

2번 예시답안(30페이지)

③ 개나리

3번 예시답안(30페이지)

동지 섣달

4번 예시답안(30페이지) ⇒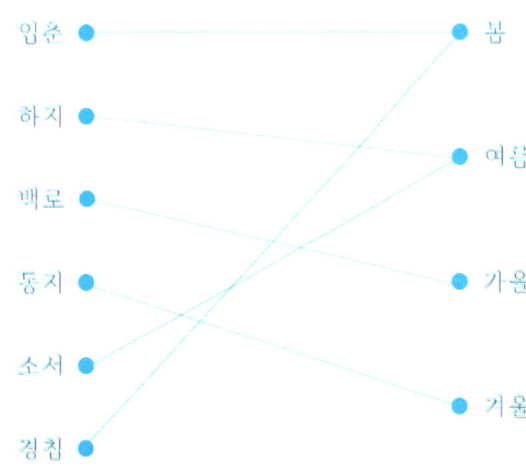

돌아와요 부산항에 / 조용필

일편단심 민들레야 / 조용필

임과 함께 / 남진

백세인생 / 이애란

제3한강교 / 혜은이

진도아리랑 / 민요

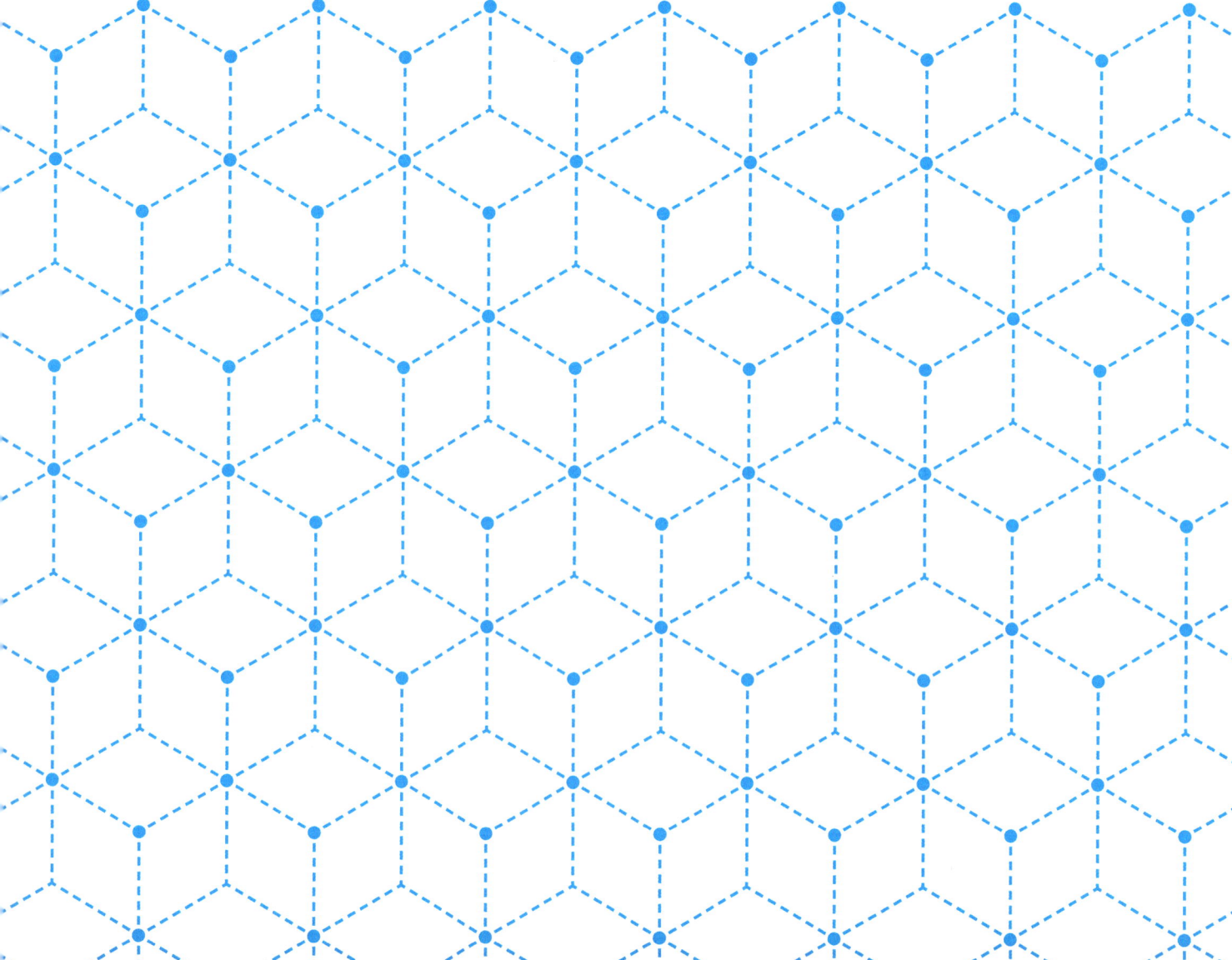

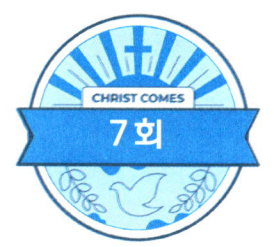

CHRIST COMES
7회

날짜시간 덧셈곱셈

지남력
연산능력
문제해결

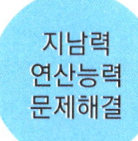

년 월 일

현재 날짜와 시각을 사용하여 '날짜 시간 덧셈 곱셈' 활동을 하세요.
계산한 뒤, 계산기로 정답을 확인하세요.

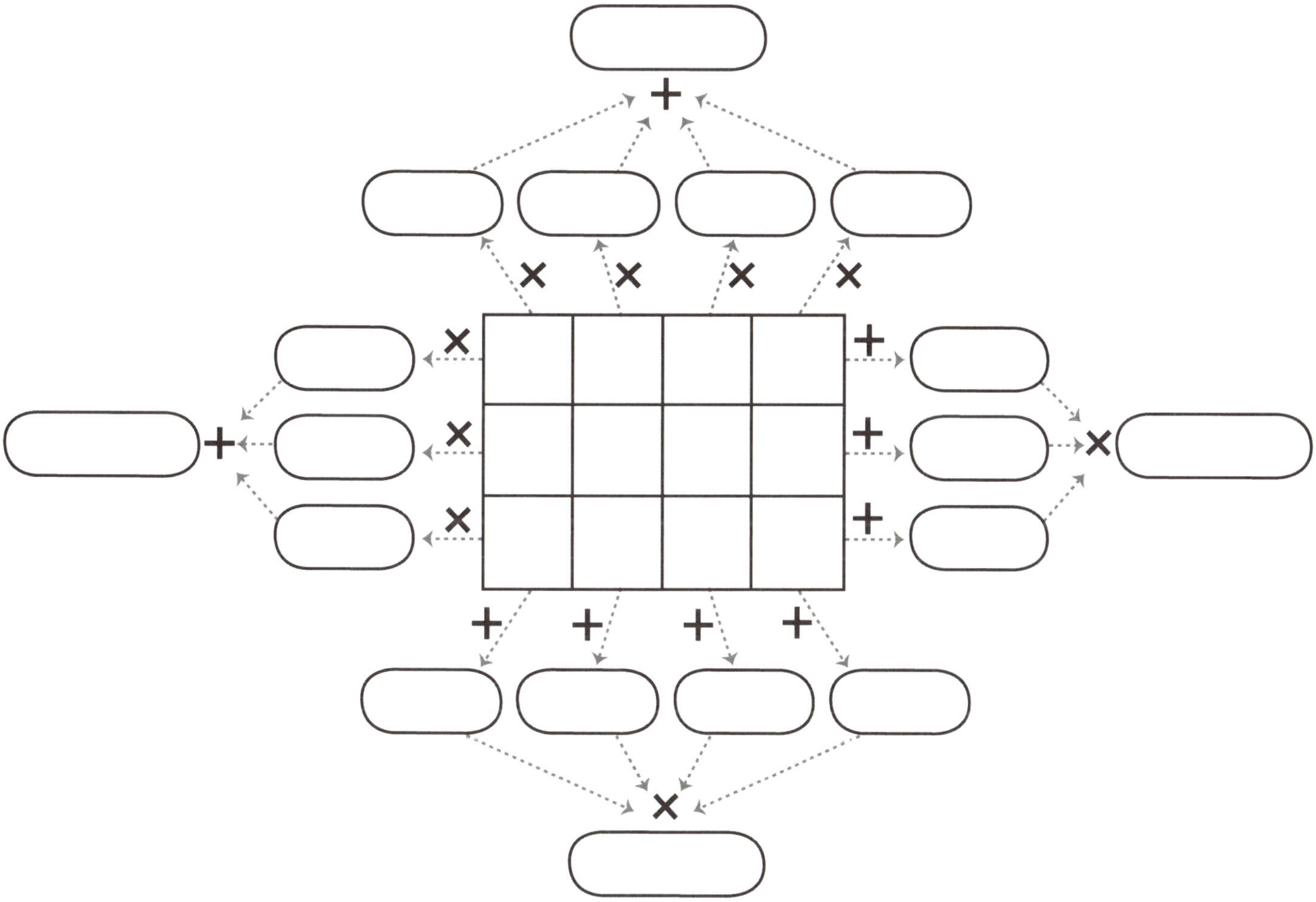

* 날짜시간 덧셈곱셈 활동방법은 4페이지에 잘 정리되어 있습니다.

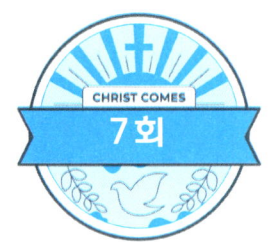

가사 따라쓰기

돌아와요 부산항에 / 조용필

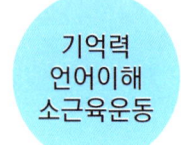

다음의 노래가사를 천천히 읽고, 가사를 따라 써 보세요.

	꽃	피	는		동	백	섬	에		봄	이		왔
건	만	/	형	제		떠	난		부	산	항	에	
갈	매	기	만		슬	피		우	네	/	오	륙	도
돌	아	가	는		연	락	선	마	다	/	목	매	어
불	러	봐	도		대	답	없	는		내		형	제
여	/	돌	아	와	요		부	산	항	에		그	리
운		내		형	제	여							
가	고	파		목	이		메	어		부	르	던	
이		거	리	는	/	그	리	워	서		헤	매	이
던		긴	긴		날	의		꿈	이	었	지	/	언
제	나		말	이		없	는		저		물	결	들
도	/	부	딪	쳐		슬	퍼	하	며		가	는	
길	을		막	았	었	지	/	돌	아	왔	다		부
산	항	에		그	리	운		내		형	제	여	

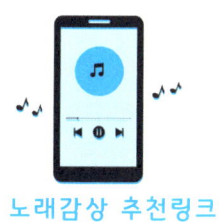 **노래감상 추천링크**

 돌아와요 부산항에
조용필

 돌아와요 부산항에
임영웅

◎ 노래가사를 부르면서 다시 한번 적어보세요.

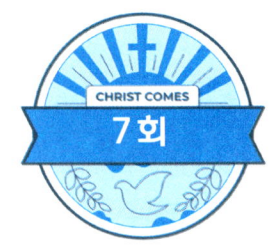

노래 속 궁금증

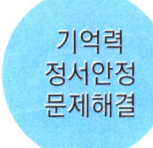

1. 조용필이 부른 노래 이름을 3개 이상 기억해서 적어보세요.

_____

2. 다음의 항구 풍경을 예쁘게 색칠하세요.

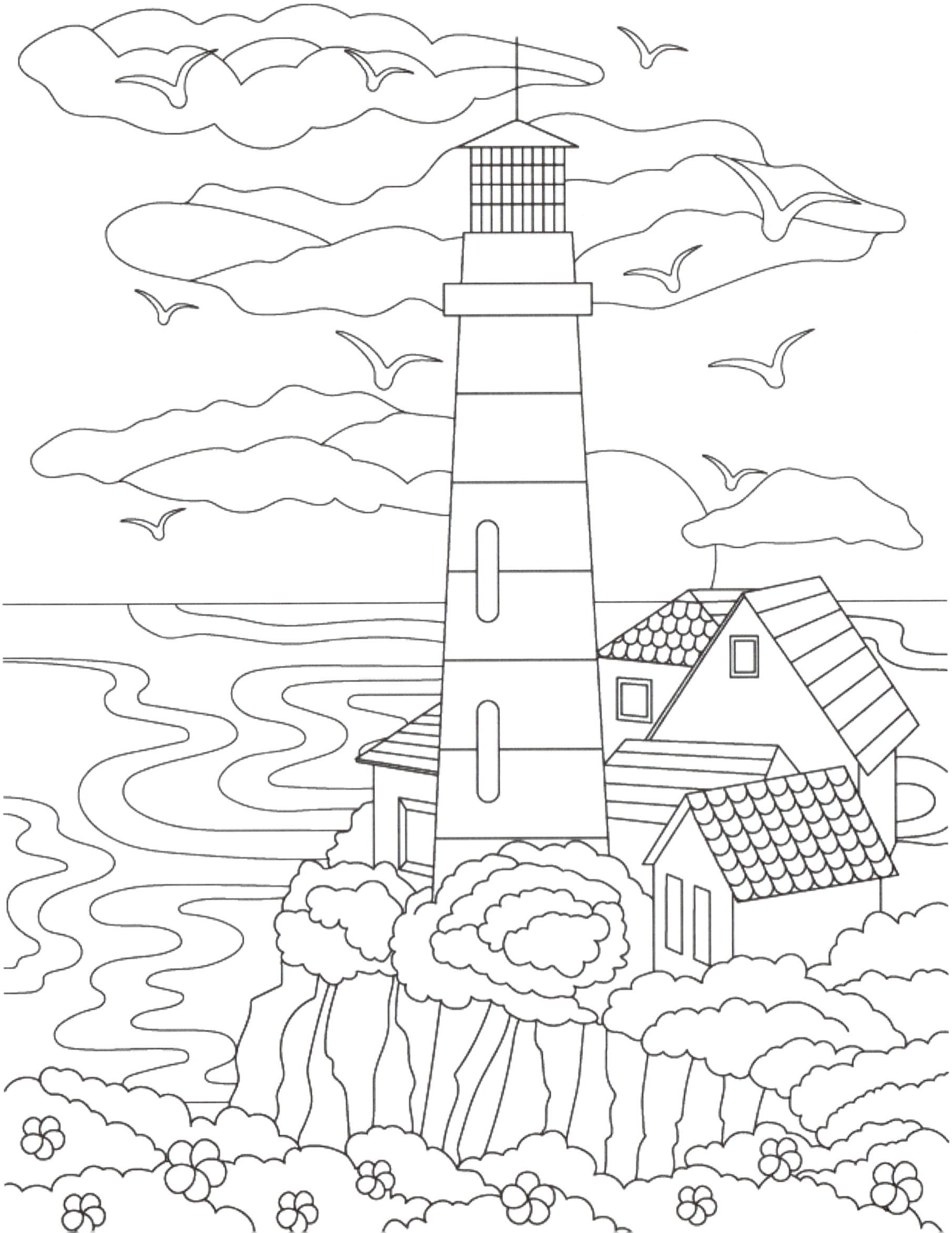

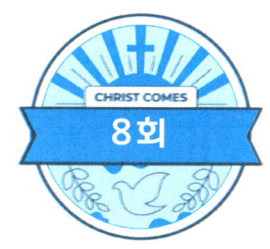

CHRIST COMES
8회

날짜시간 덧셈곱셈

지남력
연산능력
문제해결

년 월 일

현재 날짜와 시각을 사용하여 '날짜 시간 덧셈 곱셈' 활동을 하세요.
계산한 뒤, 계산기로 정답을 확인하세요.

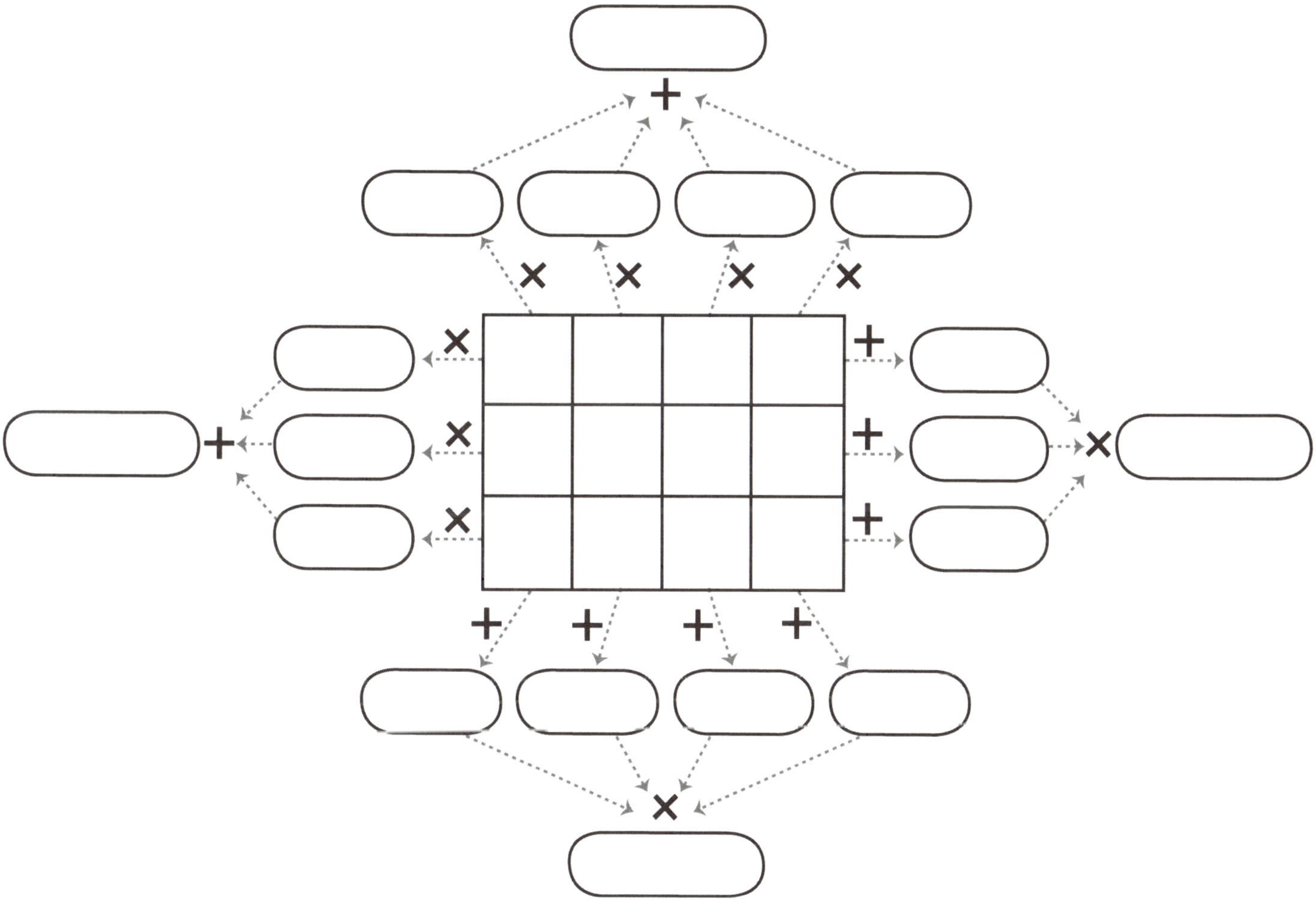

* 날짜시간 덧셈곱셈 활동방법은 4페이지에 잘 정리되어 있습니다.

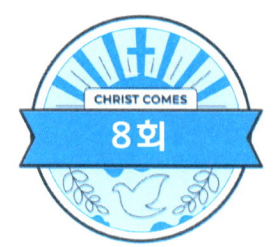

가사 따라쓰기

일편단심 민들레야 / 조용필

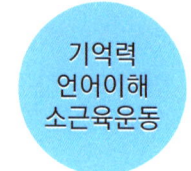

다음의 노래가사를 천천히 읽고, 가사를 따라 써 보세요.

	님	주신	밭에		씨뿌렸네	
사랑의		물로		꽃을		피웠네 /
처음		만나		맺은	마음	일편
단심	민들레야 /		그		여름	어
인	광풍 /	그		여름	어인	광
풍 /	낙엽지듯			가시었나 /		행복
했던		장미인생 /		비바람에		꺾
이니 /	나는		한	떨기		슬픈
민들레야 /		긴		세월		하루같이
하늘만		쳐다보니 /		그이의		목
소리는		어디에서			들을까 /	일
편단심		민들레는			일편단심	
민들레는		떠나지		않으리라 /		
해가		뜨면		달이	가고	낙엽

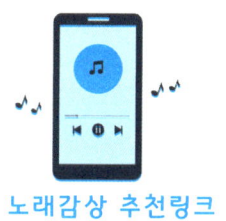
노래감상 추천링크

일편단심 민들레야
조용필

일편단심 민들레야
임영웅

지니 눈보라치네 / 기다리고 기다리는 일편단심 민들레야 / 가시밭길 산을 넘고 가시밭길 산을 넘고 강을 건너 찾아왔소 / 행복했던 장미인생 / 비바람에 꺾이니 / 나는 한떨기 슬픈 민들레야 / 긴 세월 하루같이 하늘만 쳐다보니 / 그이의 목소리는 어디에서 들을까 / 일편단심 민들레 는 일편단심 민들레는 떠나지 않으리라

◎ 가사에서 모음 'ㅔ'가 들어간 글자에 동그라미 표시하고 총 개수를 세어 적고, 동그라미 세 개를 이어 삼각형을 만들어 개수를 세어 적어보세요.

동그라미 (   )개   삼각형 (   )개
이 활동은 활동하는 사람에 따라 다른 답안이 나옵니다.

숨은 글자 찾기

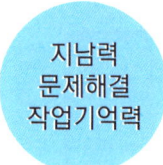

1. 단어 퍼즐판에서 가로, 세로, 대각선으로 <보기> 단어들을 찾아보세요.

<보기>
광풍, 가구, 민들레, 일편단심, 레몬주스, 민화, 풍산개
낙엽, 우스갯소리, 산기슭, 경단, 장미인생, 세월, 치악산

거	광	줄	종	차	호	대	출
참	풍	산	개	구	나	기	일
투	새	기	술	무	화	과	편
민	화	슭	우	낙	엽	경	단
들	가	을	나	스	수	소	심
레	몬	주	스	다	갯	세	월
장	미	인	생	노	래	소	례
치	악	산	양	가	구	장	리

2. 노래 가사 중에서 꽃이름 2개를 찾아 적어보세요.

_____

예시답안은 59페이지

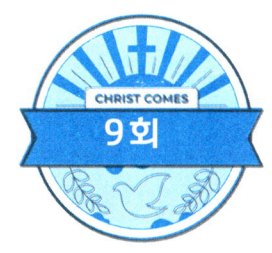

날짜시간 덧셈곱셈

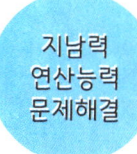

_____ 년   월   일

현재 날짜와 시각을 사용하여 '날짜 시간 덧셈 곱셈' 활동을 하세요.
계산한 뒤, 계산기로 정답을 확인하세요.

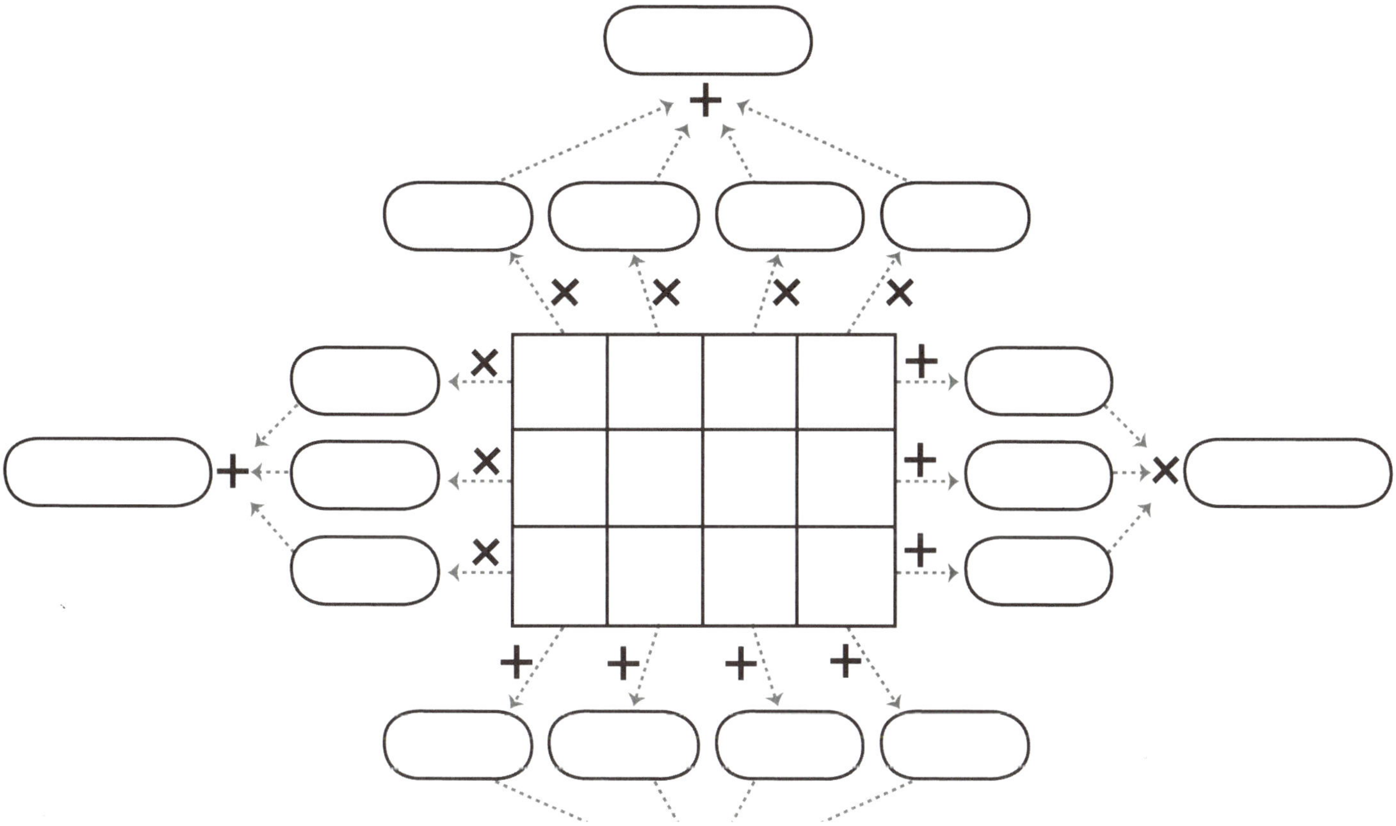

* 날짜시간 덧셈곱셈 활동방법은 4페이지에 잘 정리되어 있습니다.

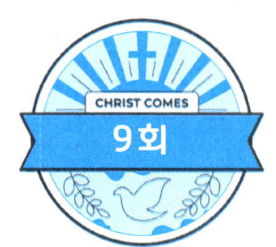

가사 따라쓰기

임과 함께 / 남진

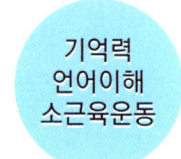

다음의 노래가사를 천천히 읽고, 가사를 따라 써 보세요.

	저	푸른		초원	위에	/ 그림
같은		집을		짓고	/ 사랑하는	
우리		님과	한	백	년	살고
싶어	/ 봄이면		씨앗		뿌려	/ 여
름이면		꽃이		피네	/ 가을이면	
풍년되어	/ 겨울이면			행복하네	
/ 멋쟁이		높은		빌딩		으시대
지만	/ 유행		따라		사는	것도
제멋이지만	/ 반딧불				처갓집도	
님과		함께면	/ 나는		좋아	나
는		좋아	님과		함께면	/ 님과
함께		같이	산다면	/ 저		푸른
초원		위에		그림같은		집을
짓고	/ 사랑하는			우리		님과

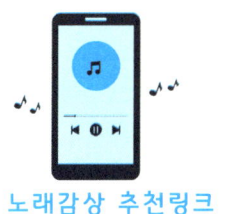
노래감상 추천링크

임과 함께
남진

임과 함께
에녹

한	백	년		살	고		싶	어	
	멋	쟁	이	높	은	빌	딩	으	시	대
지	만	/	유	행	따	라	사	는		것	도
제	멋	이	지	만	/	반	딧	불	초	갓	집	도
님	과		함	께	면	/	나	는		좋	아	나
는		좋	아		님	과		함	께	면	/	님	과
함	께		같	이		산	다	면	/		저	푸
른		초	원		위	에		그	림	같	은		집
을		짓	고	/	사	랑	하	는		우	리	님
과		한		백	년		살	고		싶	어	/
한		백		년		살	고		싶	어	

◎ 가사에서 모음 'ㅔ'가 들어간 글자에 동그라미 표시하고, 동그라미 개수를 세어 적고, 동그라미 세 개씩 이어 삼각형을 만들고 개수를 적어보세요.

동그라미 (　　)개　　　삼각형 (　　)개

이 활동은 활동하는 사람에 따라 다른 답안이 나옵니다.

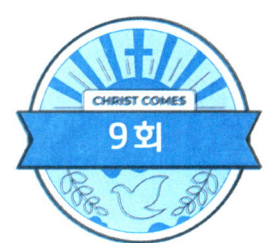

그대로 따라 그리기

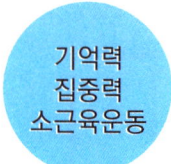

기억력
집중력
소근육운동

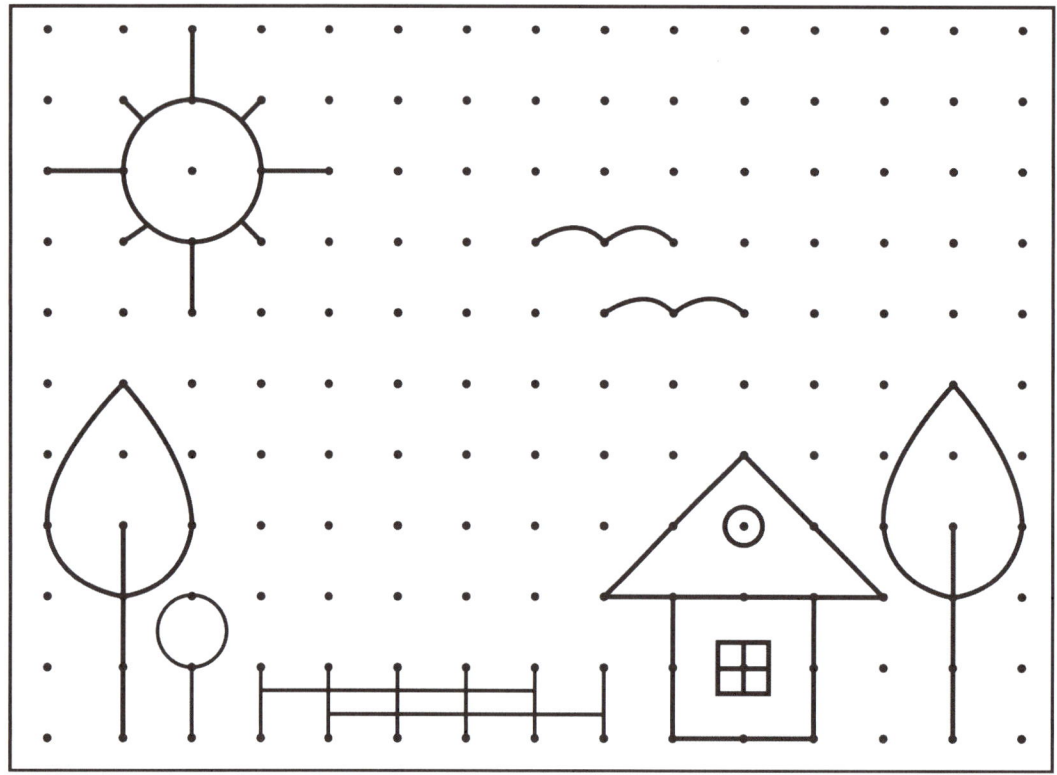

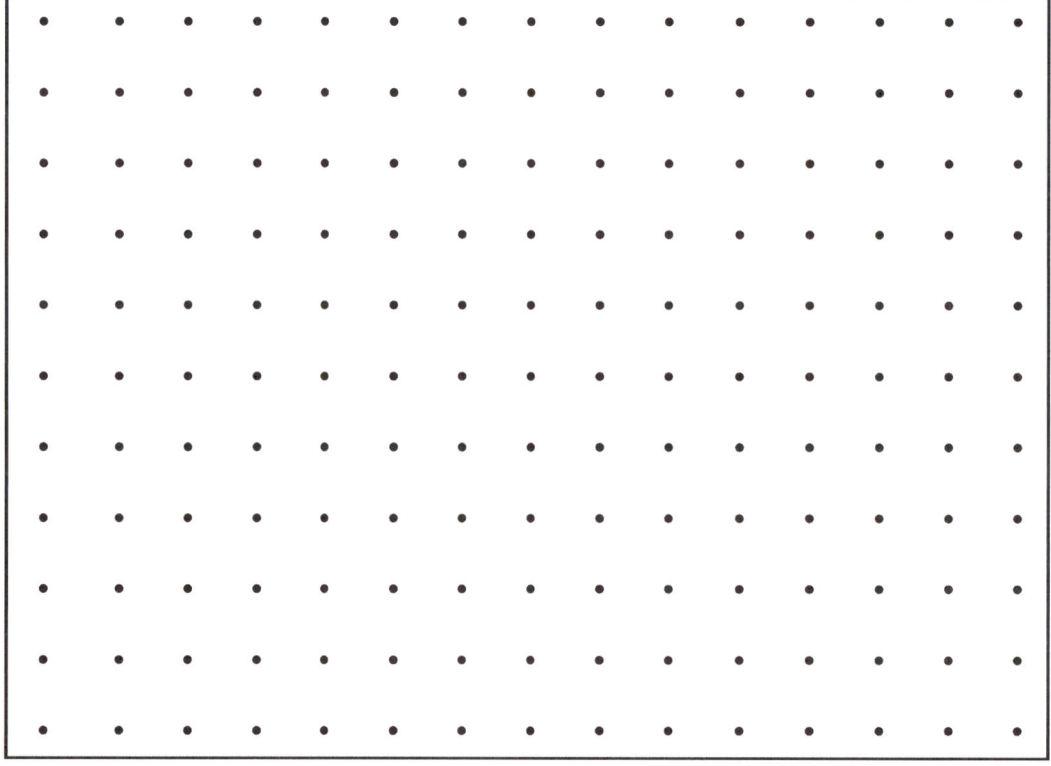

CHRIST COMES
10회

날짜시간 덧셈곱셈

지남력
연산능력
문제해결

년 월 일

현재 날짜와 시각을 사용하여 '날짜 시간 덧셈 곱셈' 활동을 하세요.
계산한 뒤, 계산기로 정답을 확인하세요.

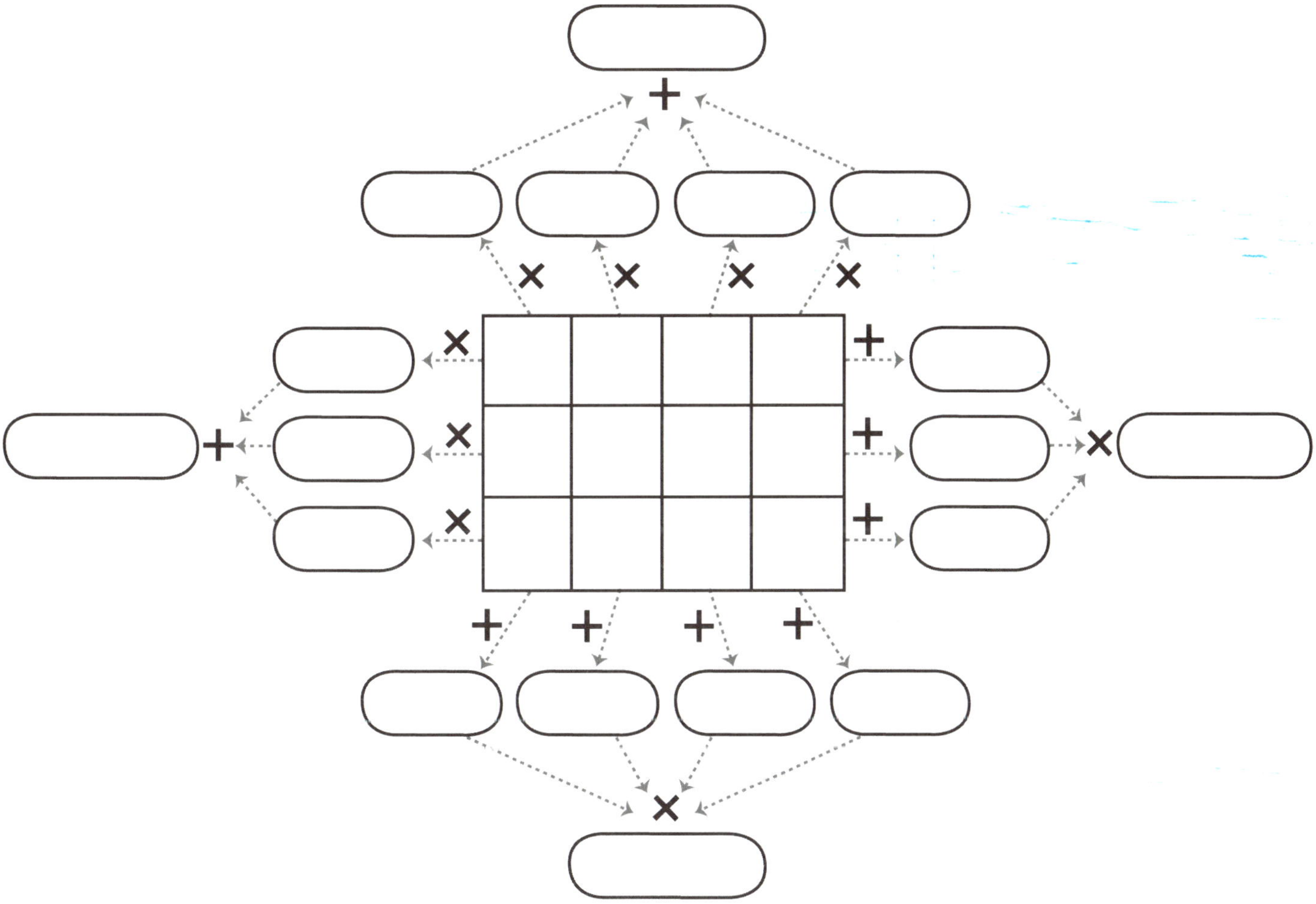

* 날짜시간 덧셈곱셈 활동방법은 4페이지에 잘 정리되어 있습니다.

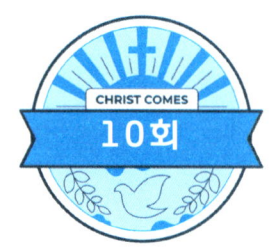

가사 따라쓰기

백세인생 / 이애란

기억력
언어이해
소근육운동

다음의 노래가사를 천천히 읽고, 가사를 따라 써 보세요.

육십	세에	저	세상에서
날	데리러	오거든 /	아직은
젊어서	못	간다고	전해라 /
칠십	세에	저	세상에서	날
데리러	오거든 /	할	일이	아
직	남아	못	간다고	전해라
/ 팔십	세에	저	세상에서
날	데리러	오거든 /	아직은
쓸만해서	못	간다고	전해라
/ 구십	세에	저	세상에서
날	데리러	오거든 /	알아서
갈	테니	재촉말라	전해라 /
백	세에	저	세상에서	날
데리러	오거든 /	좋은	날	좋

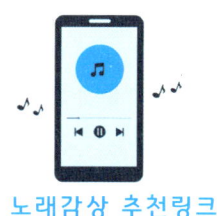

노래감상 추천링크

백세인생
이애란

백세인생
김성환

은	시	에		간	다	고		전	해	라	/	아
리	랑		아	리	랑		아	라	리	오	/	아	리
랑		고	개	를		또		넘	어		간	다

2절 가사

팔십 세에 저 세상에서 또 데리러 오거든
자존심 상해서 못 간다고 전해라
구십 세에 저 세상에서 또 데리러 오거든
알아서 갈 텐데 또 왔냐고 전해라
백 세에 저 세상에서 또 데리러 오거든
극락왕생 할 날을 찾고 있다 전해라
백오십 세에 저 세상에서 또 데리러 오거든
나는 이미 극락세계 와 있다고 전해라
아리랑 아리랑 아라리요
우리 모두 건강하게 살아가요

◎ 노래 가사를 큰 소리로 읽으면서 모음에 'ㅔ'가 들어간 글자를 동그라미 표시하고, 동그라미 개수를 세어 적어보세요.

  동그라미 (   )개

◎ 표시한 동그라미 중에서 3개씩 선으로 이어 삼각형을 최대한 많이 만들어보세요. 그리고 만든 삼각형 개수를 세어 적어보세요.

  삼각형 (   )개

이 활동은 활동하는 사람에 따라 다른 답안이 나옵니다.

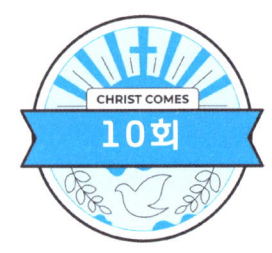

숫자 따라 길찾기

기억력
지남력
문제해결

1. 1부터 20까지 숫자를 이어가며 길찾기 해 보세요.

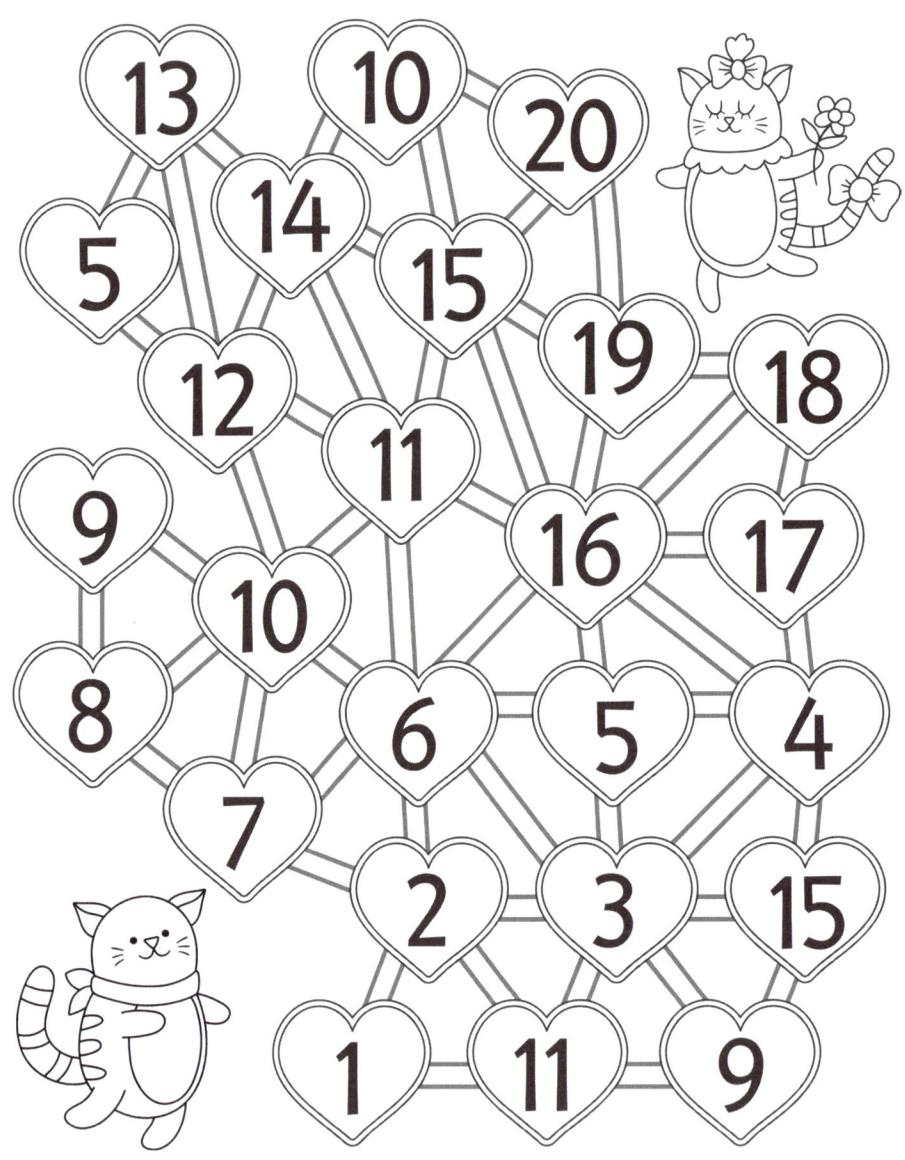

2. 나이 이름에 해당하는 나이 숫자를 적어보세요.

약관(弱冠) : (　　　)세　　　환갑(還甲) : (　　　)세

불혹(不惑) : (　　　)세　　　희수(喜壽) : (　　　)세

이순(耳順) : (　　　)세　　　미수(米壽) : (　　　)세

칠순(七旬) : (　　　)세　　　백수(白壽) : (　　　)세

예시답안은 59~60페이지

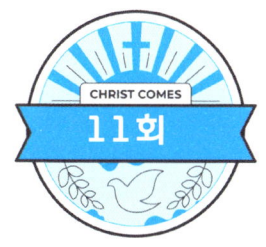

날짜시간 덧셈곱셈

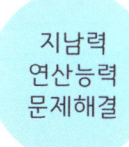

년   월   일

현재 날짜와 시각을 사용하여 '날짜 시간 덧셈 곱셈' 활동을 하세요.
계산한 뒤, 계산기로 정답을 확인하세요.

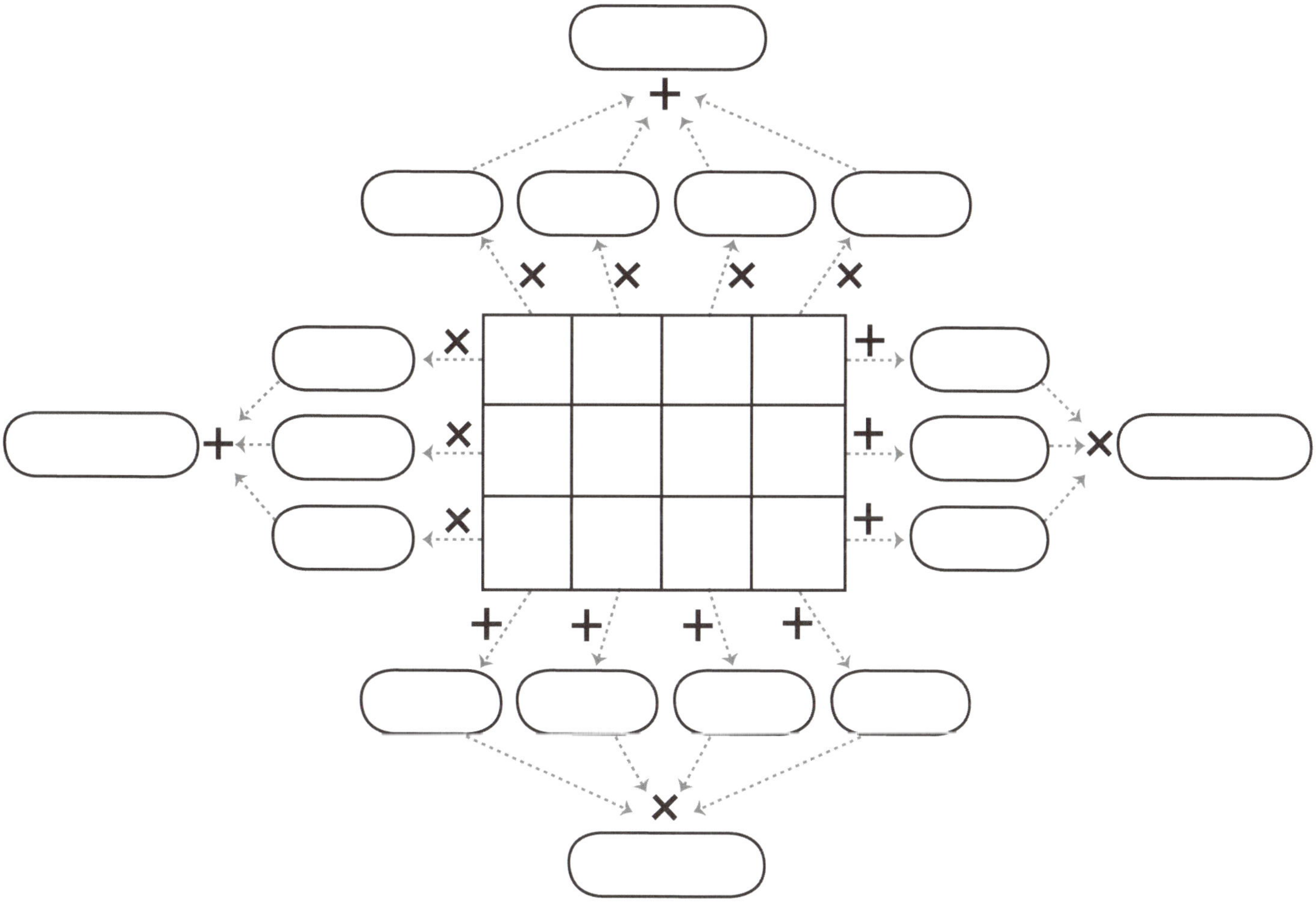

* 날짜시간 덧셈곱셈 활동방법은 4페이지에 잘 정리되어 있습니다.

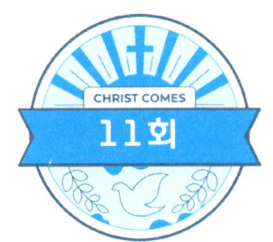

가사 따라쓰기

제3한강교 / 혜은이

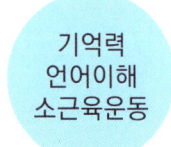

다음의 노래가사를 천천히 읽고, 가사를 따라 써 보세요.

강물은 흘러갑니다 /제3한강교 밑을/당신과 나의 꿈을 싣고서 마음을 싣고서/젊음은 피어나는 꽃처럼 이 밤을 맴돌다가/새처럼 바람처럼 물처럼 흘러만 갑니다/어제 다시 만나서 다짐을 하고/우리들은 맹세를 하였습니다/이 밤이 새면은 첫차를 타고 행복어린 거리로 떠나갈 거예요/강물은 흘러갑니다 제3한강교 밑을/바다로 쉬지 않고 바다로 흘러만 갑니다

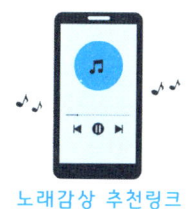
노래감상 추천링크

제3한강교
혜은이

제3한강교
나태주

어제	다시	만나서	다짐을
하고 / 우리	둘은	맹세를	하
였습니다 / 이	밤이	새면은
첫차를	타고	행복어린	거리
로	떠나갈	거예요 / 강물은
흘러갑니다 / 제3한강교	밑을
바다로	쉬지	않고	바다로
흘러만	갑니다 / 흘러만	갑니
다	흘러만	갑니다

◎ 노래 가사를 큰 소리로 읽으면서 글자 '다'에 동그라미 표시하고, 동그라미 개수를 세어 적어보세요.

동그라미 (   )개

◎ 표시한 동그라미 중에서 3개씩 이어 삼각형을 최대한 많이 만들고, 만든 삼각형 개수를 세어 적어보세요.

삼각형 (   )개

이 활동은 활동하는 사람에 따라 다른 답안이 나옵니다.

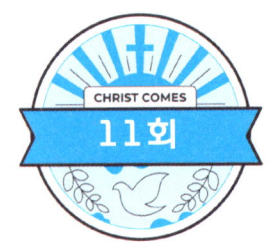

노래 속 궁금증

기억력
언어이해
문제해결

1. 혜은이의 노래를 찾아 밑줄 그으세요. 혜은이 노래가 아니면 부른 가수 이름을 말해 보세요.

> 새벽비, 하와이 연정, 가슴아프게, 열정, 열아홉 순정,
> 당신은 모르실거야, 잡초, 당신만을 사랑해, 고향역,
> 진짜진짜 좋아해 , 여로, 독백, 열아홉 순정, 아파트

2. 처음 주어진 단어의 마지막 글자로 시작하는 단어를 사용하여 끝말잇기를 해 보세요.

<보기>
잉어 → 어부 → 부자 → 자동차 → 차양 → 양장피

강물 → (　　　) → (　　　) → (　　　)

젊음 → (　　　) → (　　　) → (　　　)

맹세 → (　　　) → (　　　) → (　　　)

3. '제3한강교' 가사 속의 시간대는 언제 즈음일까요?
　　① 아침　　② 낮　　③ 정오　　④ 밤

예시답안은 60페이지

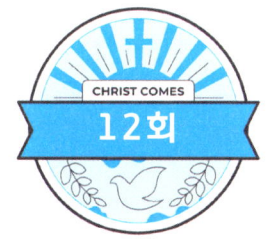

CHRIST COMES
12회

날짜시간 덧셈곱셈

지남력
연산능력
문제해결

년 월 일

현재 날짜와 시각을 사용하여 '날짜 시간 덧셈 곱셈' 활동을 하세요.
계산한 뒤, 계산기로 정답을 확인하세요.

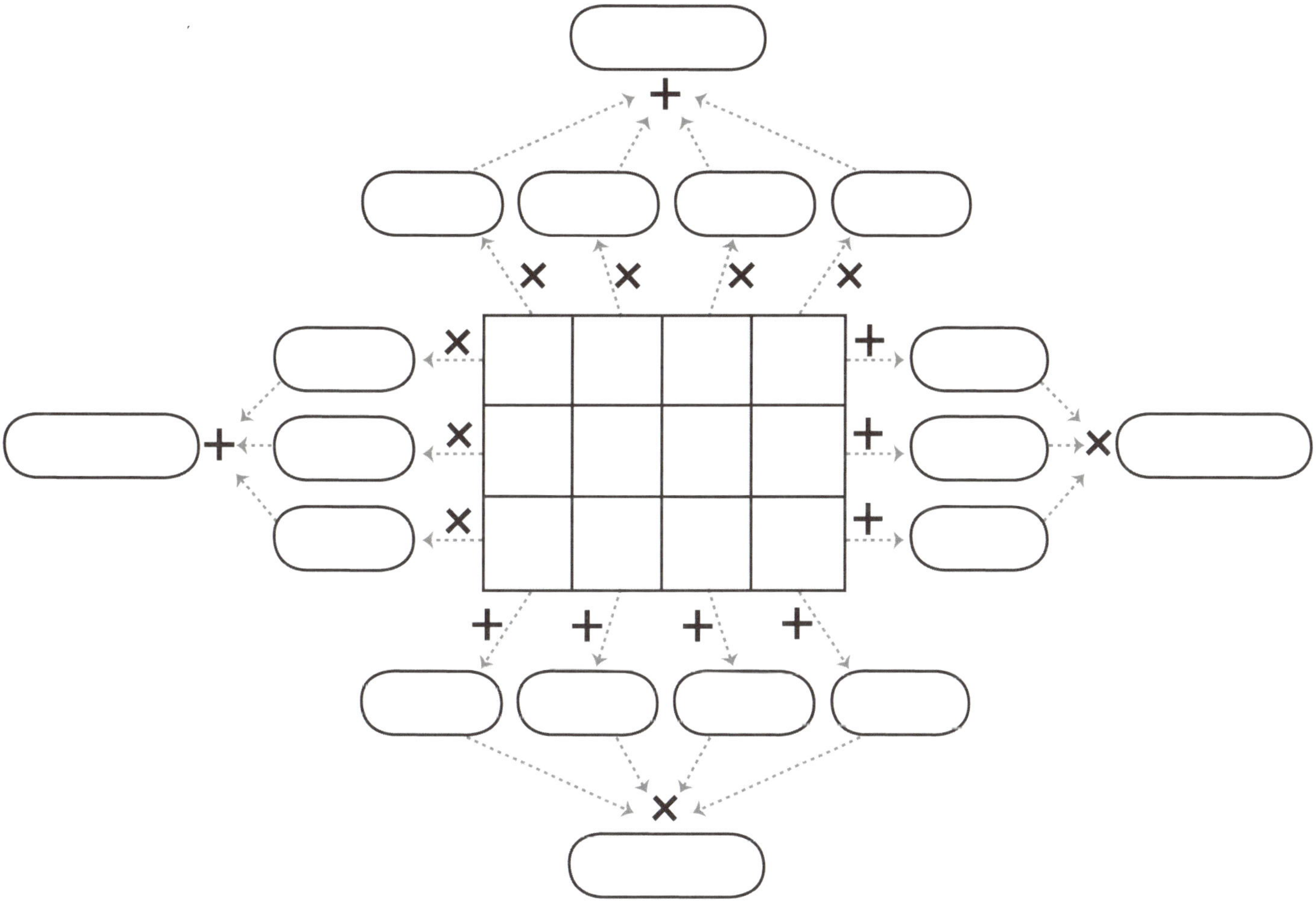

* 날짜시간 덧셈곱셈 활동방법은 4페이지에 잘 정리되어 있습니다.

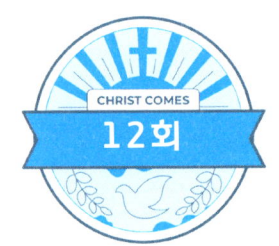

가사 따라쓰기

진도아리랑 / 민요

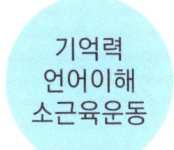

다음의 노래가사를 천천히 읽고, 가사를 따라 써 보세요.

| 아리아리랑 쓰리쓰리랑 아라리가 났네 / 아리랑 흠흠흠 아라리가 났네 |
| 문경 새재는 웬 고개가 굽이야 굽이굽이가 눈물이로구나 / 아리아리랑 쓰리쓰리랑 아라리가 났네 / 아리랑 흠흠흠 아라리가 났네 / 청천 하늘에 잔별도 많고 / 이내 가슴엔 희망도 많다 / 아리아리랑 쓰리쓰리랑 아라리가 났네 / 아리랑 흠흠흠 아라리가 났네 |
| 만경창파에 두둥실 뜬 배 |

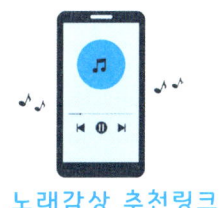
노래감상 추천링크

진도아리랑
국립국악원

진도아리랑
오정해

어	기	어	차		어	야	디	어	라		노	를	
저	어	라	/	아	리	아	리	랑		쓰	리	쓰	리
랑		아	라	리	가			났	네	/	아	리	랑
음	음	음		아	라	리	가			났	네		

◎ 노래 가사를 큰 소리로 읽으면서 글자 '아'에 동그라미 표시하고, 동그라미 개수를 세어 적어보세요.

　동그라미 (　　)개

◎ 표시한 동그라미 중에서 3개씩 선으로 이어 삼각형을 최대한 많이 만들어보세요. 그리고 만든 삼각형 개수를 세어 적어보세요.

　삼각형 (　　)개

이 활동은 활동하는 사람에 따라 다른 답안이 나옵니다.

1. 속담 뜻과 초성에 맞는 속담을 적어보세요.

> ㄱㄴㄱ ㅅㄹㅇ ㅁ ㅅㄱㄷ
>
> 가난은 아무리 숨겨도 외모에 나타나게 되고, 남녀 간의 사랑은 아무리 숨겨도 들통나게 된다.

예시답안은 60페이지

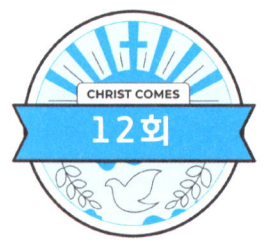

노래 속 궁금증

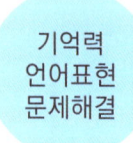

1. 우리나라 3대 아리랑에 해당하지 않는 것을 찾아보세요.

   ① 밀양아리랑   ② 전주아리랑   ③ 정선아리랑   ④ 진도아리랑

2. 각 번호에 해당하는 시·도 이름을 적어보세요.

① _____

② _____

③ _____

④ _____

⑤ _____

⑥ _____

⑦ _____

⑧ _____

⑨ _____

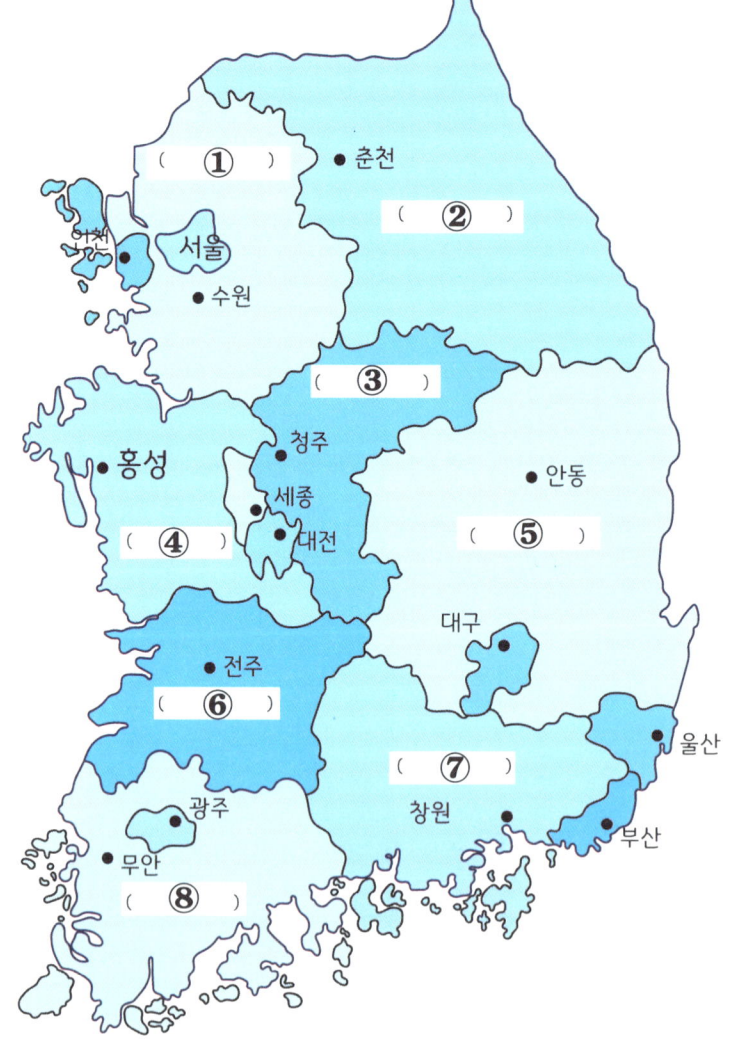

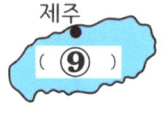

활동 예시 답안

8회

1번 예시답안(42페이지)

거	광	줄	종	차	호	대	출
참	풍	산	개	구	나	기	일
투	새	기	술	무	화	과	편
민	화	슾	우	낙	엽	경	단
들	가	을	나	스	수	소	심
레	몬	주	스	다	갯	세	월
장	미	인	생	노	래	소	례
치	악	산	양	가	구	장	리

2번 예시답안(42페이지)
　　장미, 민들레

10회

1번 예시답안(50페이지)

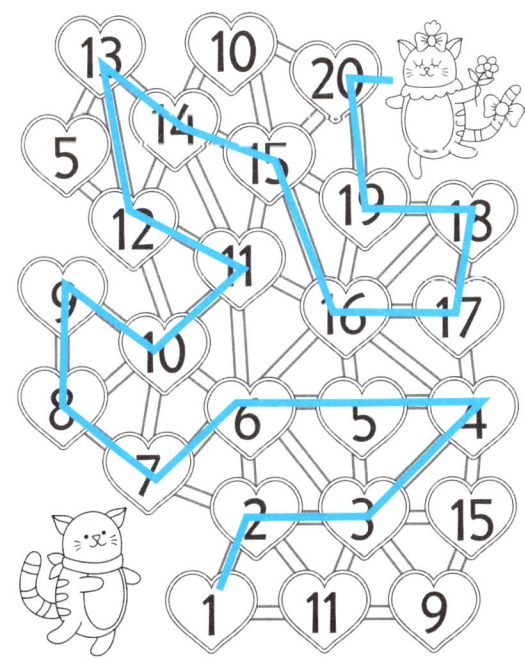

2번 예시답안(50페이지)

약관(弱冠): (20)세   환갑(還甲): (61)세
불혹(不惑): (40)세   희수(喜壽): (77)세
이순(耳順): (60)세   미수(米壽): (88)세
칠순(七旬): (70)세   백수(白壽): (99)세

11회

1번 예시답안(54페이지)

> 새벽비, 하와이 연정, 가슴아프게, 열정, 열아홉 순정,
> 당신은 모르실거야, 잡초, 당신만을 사랑해, 고향역,
> 진짜진짜 좋아해, 밤차, 아리송해, 독백, 감수광, 아파트

하와이 연정: 패티김   가슴아프게: 남진
열아홉 순정: 이미자   고향역: 나훈아
밤차: 이은하   아리송해: 이은하
아파트: 윤수일

3번 예시답안(54페이지)

④ 밤

12회

1번 예시답안(57페이지)

가난과 사랑은 못 숨긴다.

1번 예시답안(58페이지)

② 전주아리랑

2번 예시답안(58페이지)

① 경기도

② 강원도

③ 충청북도

④ 충청남도

⑤ 경상북도

⑥ 전라북도

⑦ 경상남도

⑧ 전라남도

⑨ 제주도

치매예방을 위한 두뇌운동 제품 소개

매일매일 두뇌튼튼 시리즈

평소에도 평생교육 강좌를 즐겨 수강하시거나 지식/인지 수준 높은 분들이 사용하시기 좋은 교재입니다.

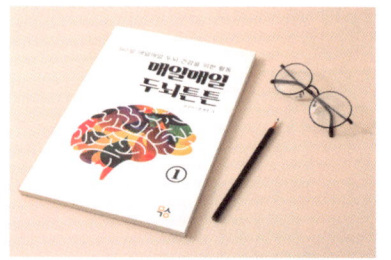
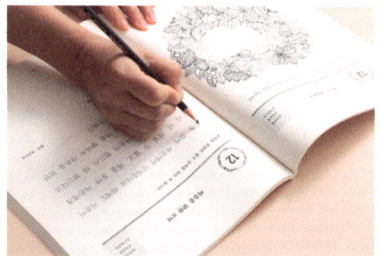
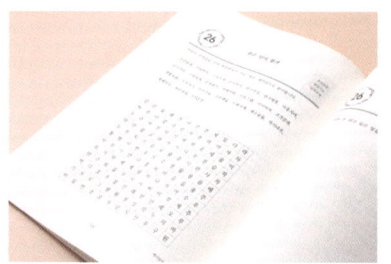

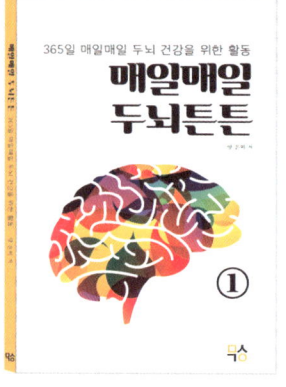
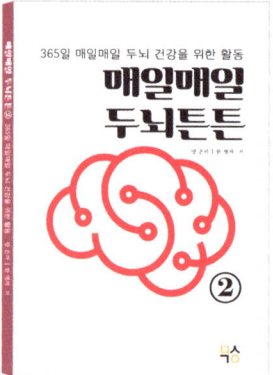
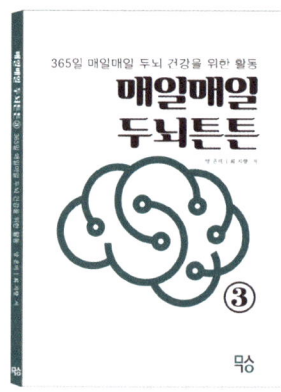
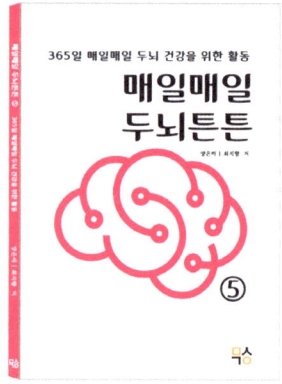

하기쉬운 두뇌운동 시리즈

인지기능 저하 혹은 경도인지장애가 있는 분들이 치매예방 두뇌운동을 하는데 사용하기 좋은 교재입니다.

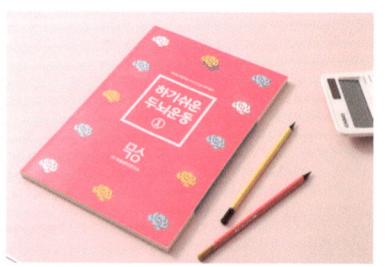
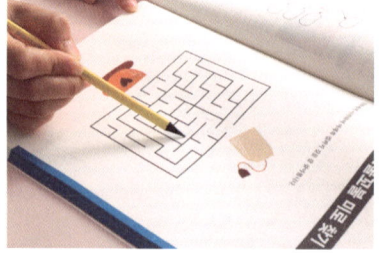
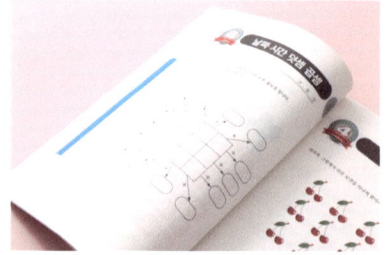

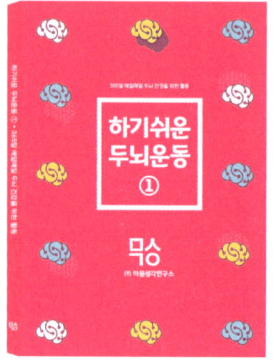
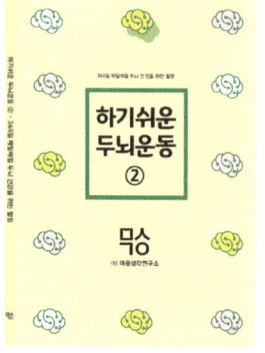
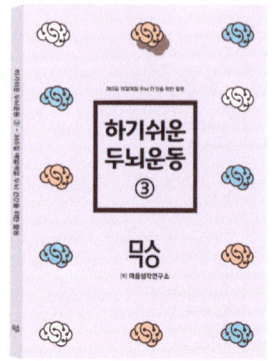
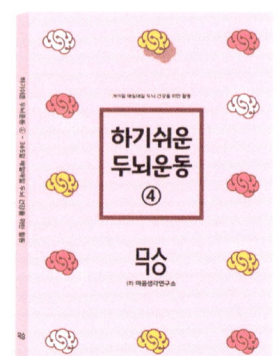

두뇌청춘 가요필사/뇌청춘 성경필사/두뇌청춘 불경필사 시리즈

『두뇌청춘 필사』시리즈로 어르신 돌봄자는 어르신에게 20~30분 두뇌 운동 타임을, 시니어 강사는 워크북과 신체활동을 하며 신나게 50분 수업을 할 수 있는 교재입니다.

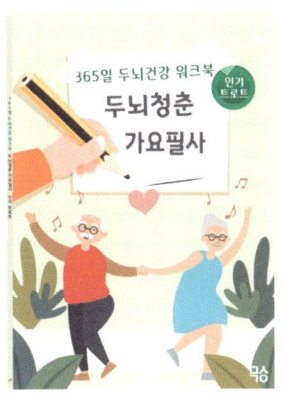 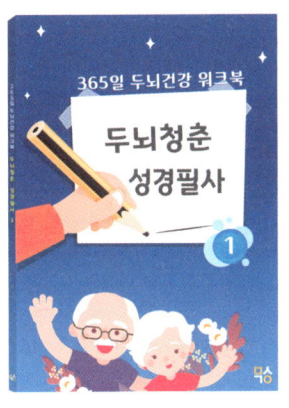 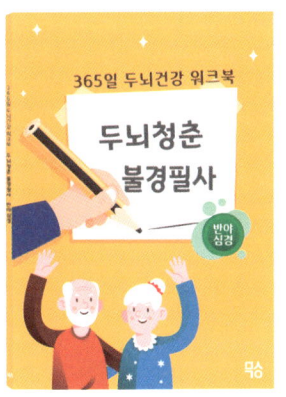

『**두뇌청춘 가요필사**』는 가요를 필사하고 노래 부르고, 두뇌운동 문제 풀이 활동을 하면서 두뇌 운동을 할 수 있습니다.

『**두뇌청춘 성경필사**』는 성경을 필사하고, 두뇌운동 문제 풀이 활동을 하면서 두뇌 운동을 할 수 있습니다.

『**두뇌청춘 불경필사**』는 불경을 필사하고, 두뇌운동 문제 풀이 활동을 하면서 두뇌 운동을 할 수 있습니다.

*모든 워크북은 교보문고, 알라딘, 예스24에서 구매할 수 있습니다.

치매예방을 콘텐츠 제공 링크

마음생각연구소TV 유튜브 채널   마음생각연구소 홈페이지

두뇌청춘 가요필사-인기트로트
365일 두뇌 건강을 위한 활동

발행일: 2023년 11월 1일
지은이: 양은미
발행처: 주식회사 마음생각연구소

출판등록: 제 2022-000075호
ISBN번호: 979-11-93117-02-6
KOMCA 승인필

주소: 서울특별시 강남구 역삼로165 해성빌딩 610호
문의: artfutura@naver.com
홈페이지: www.mindthink.co.kr

© (주)마음생각연구소 2023
*이 책 내용의 전부 또는 일부를 재사용하려면 반드시 저작권자의 동의를 받아야 합니다.
*이 책에는 경기천년체와 디올연구소가 개발한 저시력자와 노안자를 위한 '디올폰트'가 사용되었습니다.